麻酔科の本質

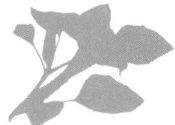

弘前大学教授
松木 明知・著
MATSUKI Akitomo

克誠堂出版

表紙のデザイン：表紙の花はマンダラゲを図案化したものである。マンダラゲは一名朝鮮アサガオと言われ，これを主成分として華岡青洲は麻沸湯（通仙散とも言う）を開発し，1804年（文化1）に乳癌の手術を行った。日本麻酔科学会のシンボルマークになっている。右下のラテン語 tuto et jucunde は「安全に，そして快適に」の意味で，麻酔を含めた医の本質を示す言葉である。

はじめに

　「麻酔科の本質」という高遠な題の著書を上梓するほど，著者の思想が成熟しているとも，またこのことをなしうる力を貯えているとも，さらにその資格を有しているとも考えてはいない。これが自己の能力を超えた試みであることは著者自身百も承知している。したがって本書の出版は麻酔科のあるべき姿を希求したいという著者の一心から出たものである。
　著者が1966年(昭和41)麻酔科学教室に入局して以来一貫して考え続けてきたテーマの一つが「麻酔科の本質」であり，毎日の臨床，教育，研究の中で一時も忘れたことのない課題である。考えても正解が容易に見出せる問題ではないが，著者なりに解答を求めて努力した。それはここ十数年の間に「麻酔科の周辺」(1987年)，「続麻酔科の周辺」(1989年)，「麻酔科の側面」(1993年)の3冊を上梓したことでもご理解戴けると思う。さらに「麻酔科の本質」を求めて「麻酔科」のみを見つめてもその全体像はよく把握出来ず，学問全体を俯瞰する必要があると考えて「学と術の周辺」(1996年)，「学と術の側面」(1999年)を執筆した。これらは著者にとって「麻酔科の本質」のための準備作業と言うべきものであった。そして読者からそれなりの反応があった。
　著者が「麻酔科の本質」を執筆しなければならないと思い立ったのは前述したように，インターンを修了して麻酔科を専攻して間もなくの頃であったが，そこで経験したことは，一般の人々はもちろんのこと内科系，外科系医師を含む医療関係者の麻酔科，麻酔科医に対する理解が殆どないか，あったとしても大きく誤っており，歪められたものであった。このことの是正なしには麻酔科の正しい発展はありえず，私たち自身も自分たちのことをもっとよく知る必要があると考えて，著者は日本の麻酔科学史の研究に着手した。
　一方麻酔科医を含めた医療者のあるべき姿を求めて医療者の「必修五科目」(1989)を提唱し，現今大きな社会問題にもなっている医療事故に関し

ては「MATSUKI'S SEVEN RULES」(1983) を発表し，「日本における脊椎麻酔死」(1999，2001)を出版した。外科系医師に対してそれなりの影響を与えたと思う。

　しかし依然として麻酔科，麻酔科医に対する社会的認知は十分ではない。その原因には多くの要因が指摘されようが，一つには麻酔科医自身が自分の専攻した「科」について十分理解していないことである。これまで漫然と「麻酔学」，「麻酔医」という言葉を用いてきたことでも証明されよう。このことは大きな問題である。また麻酔科医の行っている医療行為の多くは，他科の医師の行っている医療行為を直接的に観，間接的に垣間見ることが多いため，他科の医師から距離をおいて見られることになり，主治医から患者側に麻酔科，麻酔科医の誤った情報が流されることになる。これは決してフィクションではない。著者自身，手術患者の死亡原因が麻酔科側にあるとの誤った説明が患者側になされた経験を幾度も経験している。真の意味での情報公開がなされればこのような事態は解消し，医療の質が大幅に改善することは間違いない。以上のことを直接的にまた間接的に述べたのが本書のⅠ〜Ⅱである。

　一方麻酔科医自身も人間的にも医療人としてももっと努力しなければならないと思う。麻酔科医といっても医師であり，医師も所詮患者と同じく人間である。このことは当然のことながら麻酔科医も人間として秀れていなければならず，とくにその仕事の性質上，他人の言い分に耳を傾けなければならない。中でも患者の悩みに注意を向ける必要がある。とくに全身麻酔中の患者は自己主張をすることが出来ない。このため麻酔科医は患者の「声なき声」つまりバイタルサインに細心の注意を向ける必要がある。外科医の主張を聞いたうえで，患者の状態を考慮してその可否を判断し，さらに看護婦の悩みに対しても相談にのってやらねばならない。このことは決して容易なことではなく，豊かな人間性の持ち主でなければ勤まらない。豊かな人間性を養うためにはどうするかについても著者自身大きな悩みを抱えている。悩んだ結果を記したのが本書の後半である。

　繰り返し述べるが，本書は「麻酔科の本質」について核心をつく解答を示したものではない。依然として周辺を彷徨しているに過ぎない。春秋に富む方々が，本書を踏み石にして麻酔科の更なる充実を企て，医療の end user としての患者一人一人に対して暖かい眼で接して質の高い医療を提供して下されば，それに優る喜びはない。

本書の上梓に際して，今井彰前社長と同様に今井良社長には格別の御高配を戴いた。ここに記して深謝の意を表する。
　ワープロの作業など繁雑な仕事は弘前大学医学部麻酔科の三上コウさん，福山美雪さんに担当して戴いた。御礼申し上げる。

2002 年 1 月 8 日

　　　　　　　　　　　　　　　　　　　　　　　八甲田雪中行軍事件
　　　　　　　　　　　　　　　　　　　　　　　100 周年を目前にして
　　　　　　　　　　　　　　　　　　　　　　　　　　　　松木明知

麻酔科の本質

目　次

はじめに……………………………………………………………………iii

I．麻酔科学 ………………………………………………………………1
　1．20世紀の日本の麻酔科学と将来への展望 ………………………2
　2．「麻酔」と「麻酔科」と「麻酔科学」
　　　―なぜ「麻酔科」が広く社会に認められないのか―…………12
　3．麻酔の20世紀 ………………………………………………………21
　4．蘇生法の過去と未来 ………………………………………………32
　5．サイエンスとアートの狭間で ……………………………………45
　6．だれが麻酔を行うのか―Sir Frederic Hewittの生涯― …………64

II．学　会 …………………………………………………………………69
　1．日本麻酔科学会のあり方に対する私見
　　　―分科会的学会，研究会との会期内開催について―…………70
　2．"Journal of Anesthesia"に関する一私見 ………………………74
　3．50年の差 ……………………………………………………………78
　4．"麻酔の日"の制定を ………………………………………………80

III．医　療 …………………………………………………………………83
　1．良い医療のために―麻酔・手術・輸血―………………………84
　2．衆の医療から個の医療へ …………………………………………94
　3．痛みとその治療―その歩みと最近の知見―……………………96
　4．日本における脊椎麻酔死 …………………………………………101
　5．Sir William Oslerの"And Hospital"
　　　―大学病院のあるべき姿―………………………………………110
　6．逆ハインリッヒの法則 ……………………………………………114
　7．しらみつぶし―医療事故の根絶のため―………………………116

Ⅳ．真　実 ……………………………………………………………119
1．ミッシングリンク ………………………………………………120
2．真実は一つか？ …………………………………………………122
3．現場に足を運び，現物を観る …………………………………124
4．「獅膽鷹目行以女手」のルーツ …………………………………127
5．専門家と学界―なぜ捏造を見抜けないのか― ………………132
6．随照失宗―照に随えば宗を失す― ……………………………136
7．医史学研究の先取権を巡って …………………………………139

Ⅴ．教　育 ……………………………………………………………147
1．Evidence-based Medicine は新しい医学か？ …………………148
2．教育と獣性 ………………………………………………………151
3．玄白の「拙速」と良沢の「巧遅」 ……………………………154
4．情報発信のための5つの要素 …………………………………157
5．「アー」，「アノー」，そして「エー」 …………………………159

Ⅵ．人　生 ……………………………………………………………163
1．戦後日本人の失ったもの ………………………………………164
2．日本人の失った礼儀 ……………………………………………167
3．「信」の大切さ …………………………………………………169
4．Willhelm Erdmann 教授の生き方 ………………………………172
5．虚　需 ……………………………………………………………175
6．一期一会―Harvey Cushing の4つの業績のこと― …………177
7．非日常性を求めて ………………………………………………180

Ⅶ．本 …………………………………………………………………183
1．稀覯本の条件 ……………………………………………………184
2．ロンドン古本市 …………………………………………………187
3．ナースに読んでほしいこの一冊 ………………………………190

索　引 …………………………………………………………………193

初出一覧 ………………………………………………………………198

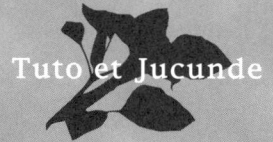

Tuto et Jucunde　　I. 麻酔科学

I 1 麻酔科学

20世紀の日本の麻酔科学と将来への展望

はじめに

　21世紀を目前にした現在，世界的にも，また国内的にも，われわれを取り囲む環境，社会そして学界などあらゆる分野で事態は激しく流動しており，しかもそれらは深刻な方向に進んでいる．改めて20世紀という過去100年を振り返ることは，現在のわれわれの立場を一層明確にし，進むべき将来を展望する上で有益であろうと思う．改善，改革とは現在の状況を批判し否定することである．現在の状況を肯定したままでは，改善，改革は不可能と考えるからである．すなわち，過去を振り返らなければ現在の状況を把握できず，したがって改善，改革への道もない．

　日本麻酔学会*は多くの課題を抱えており，早急な改善，改革が求められている．麻酔科医として30数年，医学史研究者として40年の経験から，日本における麻酔科，そして麻酔科医のあり方などについて，きわめて独断的であろうが個人的な見解を申し上げてみたい．なお，演者は過去のことについて種々批判的な意見を申し述べるが，そのことによって特定の個人，特定の団体を非難しているのではないことを理解していただきたく，併せて日本麻酔学会をこれまで育成されてきた幾多の先輩に深い敬意を表するものである．また，本講演では過去の麻酔科学の特定の事項について深く検証することをせず，きわめて概観的に次の5つの課題について論じたい．

＊　この講演当時は正式に「日本麻酔学会」であった．本講演が契機となって間もなく「日本麻酔科学会」に改められた．

1．歴史的なものの見かたの重要性

　ものごとを十分に理解するためには正しい見かたが不可欠である。そのためには空間的な見かたと時間的な見かたを同時にしなければならない。前者は多視点からの観察あるいは学際的見かたと称してもよい。また，後者は歴史的見かたである。retrospective な見かたと prospective な見かたを併せると perspective な見かたとなるが，このように空間的，時間的見方を併せて初めてものごとの全体がよく見えるようになる。医療人の多視点的見かたとして，私は必修 5 科目を提唱している。医療に関与する者はすべからく，医学，哲学，宗教，芸術，経済の 5 科目を生涯にわたって学習すべきであるというのであるが，詳細は拙著[1]~[3]に譲る。これら 5 つの科目についても，各々空間的，時間的見かたが重要である。

　医学（麻酔科学）について具体例を示そう。1960 年，英国の麻酔科医 W. Staneley Sykes は一書[4]を公刊した。扉の裏に記された献辞によって，この本は外科手術のトラブルで死亡した Sykes の父とその後まったく同じ手術のトラブルで死亡した彼の妻の父に捧げられたことが知られるが，献辞の最後に Sykes は次のように記している。

　In the hope that this work may help indirectly towards safer surgery. For the value of history lies in the fact that we learn by it from the mistakes of others. Learning from our own is a slow process.

　つまり医学，医療の分野においても，過去の事件を対象とする歴史的研究の意義は，安全の確保と時間の節約にあるというのである。これを東洋の古い諺言でいうと「前車の覆えるは後車の戒めなり」である。最近アメリカにおいても，医療事故の予防のためには過去の医療事故を徹底的に研究することが重要であるという考えが強くなっている[5]。日本および日本人の特徴の一つは，すべてを水に流して，過去を忘れてしまうことである。何も根本的解決がなされないまま，水に流して清めたと思い，これで禊が済んだと思う[6]。そのためにまた同じトラブルが生ずることになる。現在，社会を賑わしている医療事故の多発も，その真の原因は，空間的，時間的にものごとを考える巨視的見かたによってものごと全体を見るということを水に流して，多くの人たちが微視的見かたを，より科学的，より優れて

いると考えるからである。

最近，江崎玲於奈氏[7]はエッセイを発表し，その中で氏は歴史に学ぼうと説いたポール・ケネディのアメリカ衰退の予言は当たらず，それは温故知新の思想に従ったからとしている。これは氏が人間によって作られた"物"のみを見ているためそのように考えるが，"人間"を見るとそうではない。したがって，私は氏の意見とは反対で，20世紀の科学技術の産物といっても，まったく新しいものを作り出したのではなく，過去のものを形を変えて作り出したものであると考えている。なお，私の歴史学研究の方法は宮崎市定先生に従ったものである[8]。

2. 国際交流のあり方

有史以来，巨視的に観ると，日本はその時代にある特定の国のみと交流をしてきた。飛鳥時代には中国の隋，奈良時代には唐，以来，宋，元，明，清と続く。これは日本が地理的に東アジアの東端に位置し，また船舶のみが交通の手段であった影響による。徳川時代に入って西洋の船舶が来航するようになると，初めポルトガル，次にオランダとなり，明治維新を迎える。明治時代に入るや，ドイツが日本の主要交流国となり，この状態が第二次世界大戦終了時の1945年まで続くことになる。その後，主なる交流相手国はアメリカとなり現在に至っている。科学の盛衰をグラフで示した図がある[9]。ルネサンス以降，世界の科学の中心は16～17世紀にはイタリア，18世紀初頭前後はイギリス，18世紀後半から19世紀初頭はフランス，19世紀後半から20世紀初頭にはドイツと移動し，20世紀の中期からはアメリカが中心であることが分かる。

これによって，日本はその時代の科学のもっとも発達した国と交流してきたことが分かるし，この意味できわめて優れた選択をしてきたともいえる。しかし，日本の欠点はその国だけに目を奪われて，その他の国を省みないという悪習がある。麻酔科学における具体的一例を示そう。

全身麻酔の基本的知識であり，技術である気管挿管とそれによる麻酔は，1950年にアメリカのDr Meyer Sakladが来日して講演してから日本で普及した[10]。気管麻酔の存在を知った当時の日本の外科の教授，助教授たちは動転した。日本では不可能，ないし甚だ困難であった胸部外科手術をそれによって容易に行うことができたからであった。このことが東京大学医学部やその他の大学における麻酔科の講座の創設や現代日本麻酔科学の草創

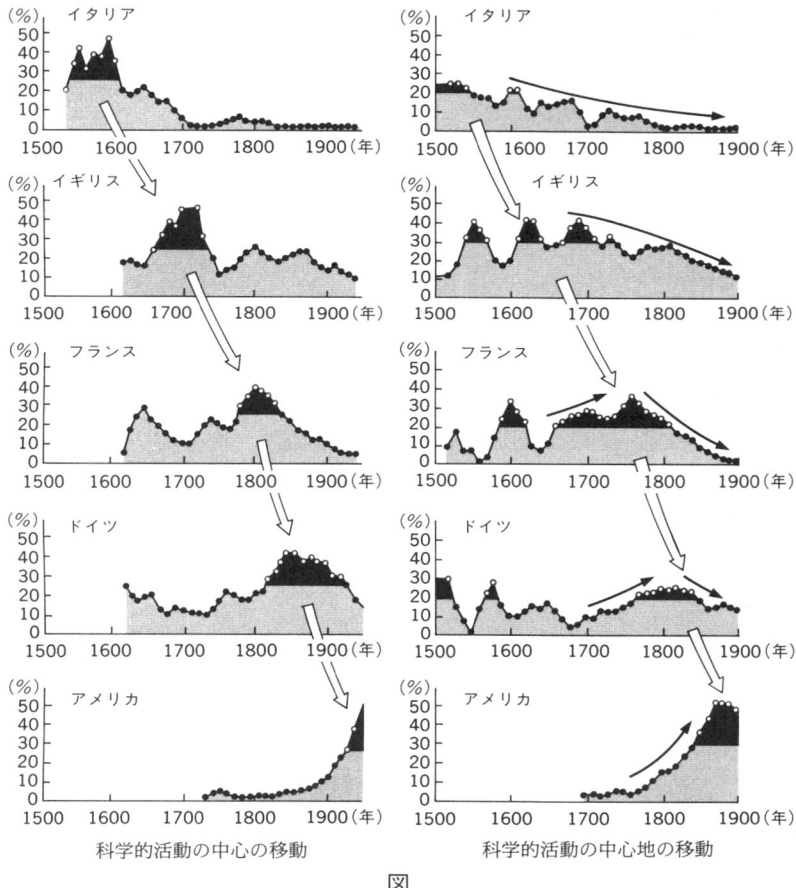

図

（湯浅光朝編：コンサイス科学年表．東京，三省堂，1988 より引用）

であったことはあまりにも広く知られている。しかし，この蔭にはほとんど知られていない事実がある。気管麻酔については，これより 12 年前の 1938 年に日本に正確に伝えられているのである。陸軍軍医学校の教官であった永江大助が駐米大使付きの駐在武官として米国出張中，メイヨクリニックを訪れて，静脈麻酔で有名な Dr John Lundy から指導を受けているのである[11]。永江は 1938 年に帰国後，直ちに陸軍の医学雑誌[12]に気管麻酔

などについて詳細に発表したが，誰も注目しなかった．

当時はいずれもドイツの医学のみに注目し，外交的に険悪な状態になりつつあったアメリカの医学は日本の医学者の考慮外にあった．永江の業績は，演者[13]が1978年に発掘するまで約半世紀の間，一般に知られることはなかった．このような事例は他に多数ある．一国のみとの濃密な交流を行うとしばしば偏った情報に左右され，それがかえって科学の停滞をもたらすことにもなりかねない．停滞ばかりでなく，真の国際交流は先進国とも後進国とも交流することであり，それによって初めて正しい自国の発達が期待されると思う．この意味から現在を見つめると，あまりにも米国一辺倒の状況にあると思われる．

3．麻酔科の名称

次は麻酔科の名称についてである．1999年2月に発行された日本麻酔学会のニューズレターで，癌研究会附属病院麻酔科の横田美幸氏[14]は科名の混乱を嘆いている．この問題についてはすでに演者[15]が1979年に「麻酔」誌において私見を述べ，"麻酔学"ではなく，"麻酔科学"であり，そして"麻酔医"でなく"麻酔科医"が正しいとする見解を発表した．すかさず鳥取大学の佐藤暢教授[16]の反論があったが，どのように考えても演者の考えが正しいと思われる[17]．事実，以来日本で発行されているほとんどすべての教科書，単行本などが「麻酔科学」を書名に採用していることによって演者の主張の正当性が証明されよう．内科，外科に対応する言葉が麻酔科であり，内科学，外科学に対応する言葉が麻酔科学であることは誰の目にも明らかである．しかし麻酔科という名称が，われわれが現在行っている診療内容と一致しないという苦情をしばしば耳にする．

ここで少し歴史的に考察してみたい[18]．外科という言葉が日本で使用され始めたのは比較的古く，14世紀の「太平記」の中に「外科一代」とある．以来，約600年経過している．そして，それに対応して内科の語が日本で普及したのはずっと新しく，1793年，蘭医学者の宇田川玄随がオランダのゴルテルの内科書を訳して「西説内科撰要」を出版してからである[1]．外科にしても，内科にしても，その名称が使用され始めて数百年の歳月が経っている．この間に外科や内科の対象疾患，診療内容は大幅に変化し，それは天と地ほどの差といっても過言ではない．しかし，このように診療内容が大きく変化したからといって，内科や外科の名称を根本的に変更しなけ

ればならないという議論を一つも聞いたことがない。たとえ名称を変えてみたところで，時間が経てば，また診療内容は変わるであろう。麻酔科の名称が一般の人々にも理解されていないという状況は，われわれも含めた学会員の一人一人が麻酔科や麻酔科医の名称を社会的に普及する努力を少し怠ってきた結果であると私は考えている[2)20)]。大きな努力をしても外科，内科に肩を並べるくらいの普及には，いまだしばらくの時間を要するであろうが，しかしわれわれはそのための努力を惜しんではならない。諸外国，とくにイギリス，アメリカでも同様の議論があることは百も承知している[21)~25)]。しかし，Green[26)]の主張する methesthesiology などはもはや論外である。

4．学会のあり方

　第4の課題は，学会のあり方である。これは何も麻酔科関係の学会ばかりでなく，すべての団体などについて当てはまることである。人は集まって団体を形成するが，必ず離合集散を繰り返す。現在，科学の進歩のゆえに研究分野が細分化し，細分化した各々がそれぞれ学会，研究会を作る。真に科学の発展に起因して学会が設立されるのは喜ばしいが，実情はそうではなく，個人や団体の利害が複雑に絡んでくる。そして，それらはタコツボ化する[27)28)]。その数があまりにも多いため，発表演題の中には必然的に未熟なものが含まれていることになる。どの学会に出かけても，どこかで目にしたことがある演題が見られるが，これは学会自体の評価を下げるものである。また，時間的にも経済的にも多くの学会，研究会に出席することが困難となっている。subspecialty 的な学会，研究会などは，大韓麻酔科学会（科の字がついていることに注意）が行っているように大きな学会の中に包含されるべきであり，そうすれば上記の問題の大半を解決することが可能である。投稿数が減少し，経済的にも厳しい状況にある学会誌も統合すれば，このような心配も解決され，学会誌の価値も上がる。

　これまで日本麻酔学会では会長の選出が大きな関心事であり，評議員のエネルギーの多くの部分が学会内部で消費されてきたといっても過言ではない。このため，われわれのエネルギーが外部に向かって発せられなかった傾向がある。麻酔科，麻酔科医が，日本の社会の中で一般的に不十分な認知しか受けていない原因の一端はここにあると演者は考えており，もっとわれわれのエネルギーを外部に向かって発しなければならない。

5. 麻酔科医のあり方

　最後の第5の課題は，麻酔科医のあり方である。医療はその国の文化，伝統などとも密接に関係する。したがって，イギリスやアメリカの先進諸国の麻酔科医のあり方をそっくりそのまま真似ることは決して賢明ではない。しかし，いかなる国にも共通する麻酔科医としてのあるべき姿も当然追い求めなければならない。演者はそれを約100年前の英国の麻酔科医 Sir Frederic Hewitt に求めたい[29]。彼の尽力によって，現在のイギリスの麻酔科医の社会的地位は世界的にみても非常に高くなった。Dr Hewitt は，麻酔による死亡や事故の多くは麻酔科学の知識や技術を持っていない非専門医によって行われてきたために生じたことを指摘して，その啓蒙に努め非専門医による麻酔を排除した。一方，彼はより安全な麻酔を目指して，麻酔器，麻酔関連の器具の改良にも尽力した。麻酔について何の知識もない患者に対して，英国薬局方に収載されている薬の中でもっとも強力な作用を有する麻酔薬を安全に投与するためには，特別なトレーニングを必要とし，トレーニングを受けていない医師による麻酔薬の投与を禁ずる案を英国医学会に提出し，了承された。彼は次のように主張している[30]。

　The law should protect individuals who innocently submit themselves to the influence of the most powerful drugs in the British Pharmacopoeia at the hands of those who are utterly ignorant of the risks involved : and surely the responsibility in administering an anaesthetic should rest with the administrator and not, as has been held, with the operator.

　さらに Dr Hewitt の偉さは，以下の文章に表わされているように，一人一人の患者は病態が異なるのであるから，漫然とある麻酔薬のある一定濃度を投与し続けるのは愚の骨頂と喝破していることである。

　He was among the first, if indeed not actually the first anaesthetist, to insist on the importance of looking at each case as an individual problem for the correct meeting of which all the circumstances of the patient and operation must be duly weighted[30].

There could be no wide success in the administration of anaesthetics, he maintained, if the anaesthetist were merely a routine dispenser of certain agents[31]).

　麻酔科医，医学研究者，さらに人格者として優れた Dr Hewitt が現代のイギリスの麻酔科医の社会的向上に大きな役割を果たしたといえる。
　翻って，わが国ではどうであろうか。臨床麻酔の少なくない部分は他科からのローテートと呼ばれる集団によって行われており，彼らを実際に指導する麻酔科医も 3〜4 年目の医師が多いと仄聞している。このような状況を見れば，術者としての他科の医師はもちろんのこと，一般の社会人たちも臨床麻酔はせいぜい数カ月のトレーニングを積んだローテーターで事足れりと思うのも当然である。そうとすれば，われわれが長年望んできた麻酔科医の社会的地位の向上など，まったくの夢のまた夢である。とくに主たる医育機関である大学病院において，もっとベテランの指導者が自ら陣頭に立って臨床を行う以外，この問題を解決する方策はない。
　ペインクリニック，集中治療，救急医療を含めた広義の臨床麻酔の真の利用者は，手術者でなく，患者である。われわれはもちろん手術を行う術者のために"麻酔"やその他の医療を行うが，本来は患者を侵襲から守り，患者の健康の早期回復を願って"麻酔"を含めた医療を行っているはずである。しかし，われわれが本当に活躍しているときには，患者はそれを意識していないことが多い。このために患者や家族に麻酔科医の姿は見えにくく，そのために一見術者は華やかに見え，麻酔科医は蔭の力持ちであるといわれるようになった。しかし，蔭に徹していることの重要性を認識している人は少ない。喩えは古くなるが，「論語」の中で孔子は狩りに行くとき，射手を望むか，車の御者を望むのかと問われ，孔子は「吾れ御を執らん」と答えている[32])。射手は一見華やかであるが，巧みな御者がいてはじめて獲物を正確に射ることができる。孔子は蔭に徹することが多くの人々の幸福になると考えたのである。このことと，まったく同じことを述べた方がいる。第 1 回日本麻酔学会の武藤完雄会長[33])は，閉会の辞の中で「……前略……しかしある時間になるともはや魚のつきが悪くなります。船頭さんは場所を変えて糸を垂れます。また魚がつかなくなると潮の流れをみて場所を変えます。私はこの時以来，素人での釣の名人と自称する方々も，実は船頭さんに釣らしてもらうんだということを知りました。手術の成否が

麻酔の良否によることを考える時，いつも思い出すのは淡路島の沖の釣りであります。素人の釣の名人も船頭さんに釣らしてもらう如く，外科医は麻酔医に手術をさせてもらう時が来たということであります」と述べ，拍手喝采がしばし鳴り止まなかったという。蔭に徹するとは卓越と知識と技術に加えて，確固たる哲学をもつことである。麻酔科医は蔭に徹してこそ，他科の多くの医師の尊敬を集めることが可能であり，真の意味での麻酔科医の活躍が可能であり，他科に大きな影響を及ぼすことができると思う。

しかし，少し厳しい見方をすれば，いまだ日本の麻酔科医はこれに徹し切れていないと思われ，それゆえに社会的認知も低いのではないかと思う。しかし，最近の情報公開の傾向はこの問題解決に対して強い追い風となってくれると思われる。この傾向を利用して，麻酔科や麻酔科医の重要性をもっと社会に訴えなければならない。そしてわれわれは，これまで諸先輩が与えてくれた遺産を最大限に活用し，患者の全体を観る医療を通して社会に貢献すべきと考えている。

最後に，このような講演を行う機会を与えていただいた並木昭義会長に厚く御礼を申し上げる。

引用文献
 1) 松木明知：続麻酔科の周辺．東京，克誠堂出版，1989，p 38
 2) 松木明知：学と術の側面．東京，克誠堂出版，1999，p 7
 3) 松木明知：医と学と史．東京，岩波ブックサービスセンター，1996，p 39
 4) Sykes WS：Essays on the First Hundred Years of Anaesthesia. Vol l. Edinburgh, E&S Livingstone, 1960, p 4
 5) Leape LL：Error in medicine. JAMA 272：1851, 1994
 6) 鎌田東二編著：神道用語の基礎知識（角川選書 301）．東京，角川書店，1999，pp 20〜21，pp 258〜259
 7) 江崎玲於奈：衰退を逃れる道．文藝春秋 77（5）：78，1999
 8) 宮崎市定の歴史学を知るには，岩波書店から「宮崎市定全集」（全 25 巻）があるが，一般の方にも分かりやすいのは，中央公論社から出版された「謎の七支刀」（中公新書 703）昭和 58 年であろう．
 9) 湯浅光朝編：コンサイス科学年表．東京，三省堂，1988
10) 藤田俊夫，松木明知編：日本麻酔科学史資料 3—Dr Saklad と日本の麻酔科学—．東京，克誠堂出版，1989
11) 松木明知：麻酔科学のパイオニアたち—麻酔科学史研究序説—．東京，克

誠堂出版，1983，p 64
12) 永江大助：「メーヨー」(Mayo Clinic) ニ於ケル外科麻酔ノ近況．軍医団雑誌 307：1433，昭和 13 年
13) 松木明知：麻酔科学史研究最近の知見 (5)—陸軍軍医学校教官永江大助の業績—．麻酔 27：1632，1978
14) 横田美幸：「麻酔科医」と「麻酔医」．日本麻酔学会 NEWSLETTER 7：17，1999
15) 松木明知：麻酔科学史研究最近の知見 (6)—"麻酔学"の名称改正について—麻酔 28：1099，1979
16) 佐藤　暢：「麻酔学」か「麻酔科学」か．麻酔 31：415，1982
17) 松木明知：麻酔科学史研究最近の知見(19)—再び麻酔科の名称改正について—，佐藤教授に対する反論—．麻酔 31：1302，1982
18) 宗田　一：図説日本医療文化史．京都，思文閣出版，1989，p 93
19) 同上，p 199
20) 松木明知：麻酔科の周辺．東京，克誠堂出版，1987，p 1
21) 文献 1) の p 19
22) Alpert CC, Couroy JM, Roy RC：Anesthesia and perioperative medicine. A department of anesthesiology changes it's name. Anesthesiology 87：712, 1996
23) Lack A：Anaesthesia, anaesthetics and anaesthesiology. Anaesthesia 52：179, 1997
24) Mackersie AM：Anaesthesia, anaesthetics and anaesthesiology. Anaesthesia 52：603, 1997
25) Tierney E：Anaesthesia, anaesthetics and anaesthesiology. Anaesthesia 52：603, 1997
26) Green N：The 31 st Rovenstine lecture—The changing horizons in anesthesiology—. Anesthesiology 79：164, 1993
27) 松木明知：麻酔科の側面．東京，克誠堂出版，1993，p 74
28) 松木明知：学と術の側面．東京，克誠堂出版，1999，p 11
29) 松木明知監訳：麻酔の歴史—150 年の軌跡—．東京，克誠堂出版，1998，pp 41-43
30) Blomfield J：Sir Frederic William Hewitt, third of the series of pioneer of modern anaesthesia. Br J Anaesth 4：116, 1926-27
31) ibid：4：121, 1926-27
32) 宮崎市定：論語の新研究．東京，岩波書店，1974，p 132, p 247
33) 武藤完雄：第 1 回日本麻酔学会閉会の辞．麻酔 4：78，1955

I-2 「麻酔」と「麻酔科」と「麻酔科学」
―なぜ「麻酔科」が広く社会に認められないのか―

はじめに

約10年前,著者[1)2)]は医学用語としての「麻酔学」「麻酔医」は誤りであり,「麻酔科学」「麻酔科医」が正しいとする論考を「麻酔」誌に発表し,さらにそれらを補強する論文を収載した著書[3)4)]を公刊した。以来,日本の多くの麻酔科の教科書の書名は「麻酔学」から「麻酔科学」に変更された[5)]。日本麻酔学会の用語集「麻酔科学用語」[6)]もAnesthesiologyの訳として「麻酔科学」を新規に採用しているが,依然として「麻酔学」も併記しているのは問題である。加えて指導的立場にある少なくない方が,いまだ「麻酔学」「麻酔医」という言葉を無造作に用いていることに驚いている[7)]。誤った「麻酔学」「麻酔医」の用語が容易に用いられている理由は,われわれの学会が「日本麻酔学会」という名称を使用し続け,さらに用語集の中に「麻酔学」という用語を採用していることにあることが指摘されよう。

この例は日本人が言葉を不用意に扱う一典型である。ものごとを論理的,科学的に考える場合,まず言葉の定義を明確にすることが前提となるが,これを曖昧にしている代表例が「日本麻酔学会」ではないかと私は考えている。このことは一見極めて些細なことに思われる。しかし,日本において「麻酔科」や「麻酔科医」の言葉,さらにはその内容を含めた麻酔科の医療行為が一般の人々に容易に理解されない一要因はこの誤った「麻酔学」「麻酔医」の用語を無造作に用いていることと考えられるので,以下に私見を述べ,以前発表した拙論を補強,充実したい。

1.「麻酔」の意味

「麻酔」という言葉は，他の多くの漢語とは異なり，杉田玄白の孫で幕末の蘭学者である杉田成卿（1817～1859）の造語になる[8]。純粋の漢語ではなく，和製漢語である。嘉永3年(1850)に杉田はドイツの J. Schlesinger の「Die Einathmung des Schwefel—Aethers in ihren Wirkungen auf Menschen und Thiere」のオランダ語訳を日本語に重訳して,「亜的耳（アーテル）吸入法試説」として出版した。この中で，成卿はエーテル吸入によってもたらされる無痛，無意識の状態を表現するために「麻酔」を造語したのである。正確には緒方洪庵[9]が杉田より少し早く「麻酔薬」という語を用いているが，主として鎮痛薬の意味で用いており，われわれが現在頭に浮かべる「麻酔」というコンセプトを明確に理解して用いたのは杉田成卿が最初である。杉田はエーテル吸入によって体の一部の感覚が失われた状態を「麻」，意識が失われた状態を「酔」と表現したのである。酔の旧字「醉」について詳しく述べると，偏の「酉」は酒のことで，薬を意味し，旁（つくり）の卒はものが細分されてなくなっていくありさまを示す。つまり「醉」は，薬によって意識が失われていく状況を示すのである。つまり「麻酔」は英語でいえば analgesia and (general) anesthesia となる。この日本で造られた「麻酔」という言葉は，後に中国や朝鮮半島に輸出され現在に至っている。

「麻酔」という語がどのような意味を持っているのかを知っている麻酔科医は少ない。ここ10年間，筆者は麻酔指導医の実地試験や各地での講演で多くの施設を訪れた際，試験終了後に雑談的に多くの麻酔科医たちに質問したが，誰一人として正確な知識を持ち合わせていないことに驚いた。

「麻酔」の語義について，岩波書店の広辞苑(第5版)[10]では「薬物または寒冷刺激を作用させて，一時的に知覚を鈍麻・消失させること。外科的手術の際，または一般に痛みを除去するために，全身または局部に行う」とあり，また日本語に関しては現在もっとも権威ある小学館の「日本国語大辞典」[11]には「一時的に動物体の全身あるいは局所の感覚を麻痺させること。またその方法」とある。

つまり「麻酔」とは知覚の鈍麻・消失の状態を作り出すこととその方法を意味する。換言すれば「麻酔」とは行為と方法のことである。このことが十分に理解されていない。例えば，1999年の日本麻酔学会第46回大会で

市民公開講座が開かれたが,そのタイトルは「安全な手術を受けるために—麻酔の役割り—」であった。一般の市民の方々は「麻酔の役割り」という言葉をどのように理解したか知らないが,私にとっては非常に分かりにくいサブタイトルである。「麻酔の役割り」といっても,一般市民はほとんど理解していないと思う。むしろ「麻酔科医の役割」または「麻酔科の役割」としたほうが理解しやすかったのではないかと思われる。また,1999年11月の日本臨床麻酔学会で,著者が命を受けている講演のタイトルは「麻酔の20世紀」である。「麻酔」は行為や方法を意味するのであるから「行為や方法の20世紀」となると,この意味がよく分からなくなる。むしろ「麻酔科から見た20世紀」とか「麻酔科医にとっての20世紀」としたほうがだれでも理解できるのではないかと思う。このように専門家にとっても分かりにくい言葉を曖昧に用いているから,一般の人々にはなおいっそう事態の理解が困難になるのである。

2．なぜ「麻」は「しびれる」という意味を持つのか

上記の問題をさらに深く考えてみたい。漢和辞典で「麻」を引くと4つの意味がある。1) 名詞としてあさ。繊維をとる草の名。2) 名詞としてごま（胡麻,芝麻）。3) 動詞,形容詞としてしびれる,こすったあとのように感覚がなくなったさま。4) 名詞として,みことのり。唐時代の勅命をあさですいた紙に書いたためである。第3番目の「しびれる」という意味を持つ理由について,多くの学者は「麻」は「大麻」の「麻」であり,大麻には麻酔作用があるため「しびれる」という意味が派生したと説明する。例えば小川鼎三[12]は,麻の字がなぜ用いられているかに言及して,「古代中国の名医華佗が麻沸散と称する全身麻酔薬を用いて,開腹などの大手術を行ったというのである。その麻沸散の処方は不明だが,華佗が沛国（後の江蘇省）の人というので,インド大麻を用いた可能性がないとはいえない」とインド大麻が麻酔作用を有しており,それ故に「麻」の字が用いられたことを示唆している。しかし,この考えは誤りである。少なくとも現代の植物育種学的研究[13]〜[16]によれば,古代中国で生育していた麻には大麻の成分としてのテトラハイドロカンナビノールが含有されていなかったことが強く示唆されているからである。たとえ,この主成分を含んでいたにせよ,これのみでは麻酔の状態を作り出すことはできない。著者[17]がいくらイヌ,ウサギ,ラットを用いた動物実験を繰り返しても,それは不可能であった。

したがって，どのように考えても「麻」の薬効成分に関連して「麻」から「しびれる」という意味が派生したとは考えられず，したがって別な解釈が必要となる。

　私の考えでは次の通りである。「麻」は古代中国では植物の代表であった。古くから繊維をとって衣料にしたり，麻布を作って，これに漆糊りを塗って「來絞棺」（きょうちょうかん。棺桶の一種）を作るなど広く用いられた。孔子の編になる「詩経」にも麻の栽培が謳われている[18]。植物が動物と異なるのは感覚のないことである。このことから，しびれて感覚のなくなった状態を動物に対比して，植物の代表である「麻」を用いて表現するようになったと考えられる。「麻酔」の「麻」の由来については古くから論じられており，医学史の権威でもあった関場不二彦[19]や安西安周[20]は1938年（昭和13）にこの問題を論じ，特に関場は，大麻の成分が麻酔性を有しており，その語源は大麻のペルシャ語であるhashish, hasheeshからきたとするが，いささか牽強付会の感がする。しびれて感覚がなくなった状態を意味する「麻木不仁」という言葉も著者の見解を補強するものであろう[20]。

3．「麻酔」に続く動詞「かける」は誤りである

　われわれは何の抵抗もなく「麻酔をかける」と表現し，患者にもそのように説明する。この「麻酔をかける」という使い方は本来誤っている。前述したように「麻酔」は行為や方法を意味するから，行為や方法を「かける」ことはできない。「麻酔」という言葉が誕生した際，正しく「麻酔を行う」という表現が使用されていたのであったが，明治初期に"Hypnose（催眠術）"が日本に導入され，その訳語として「麻睡」「魔睡」が用いられるようになって大きな混乱が生じたのである[21]。「麻酔」と「催眠術」を意味する「麻睡」「魔睡」は「マスイ」と同じ音で表現されるため，「魔睡をかける」「麻睡をかける」という使い方が「麻酔」についても用いられ，ついに「麻酔をかける」という表現が普及するに至ったものである。「催眠術をかける」の「かける」は，「他に向けてある動作，作用を及ぼす」意味である。さらにもう一つ「麻酔をかける」という表現が普及するに至った理由がある。それは日本にエーテル麻酔，次いでクロロフォルム麻酔が導入されたとき，投与法としていわゆる開放点滴法が主として用いられた。このため現実に患者の顔に当てたマスク（現在の麻酔用マスクではない。金属のフレームを数枚のガーゼで包んだもので，代表的なものはヤンカワーや

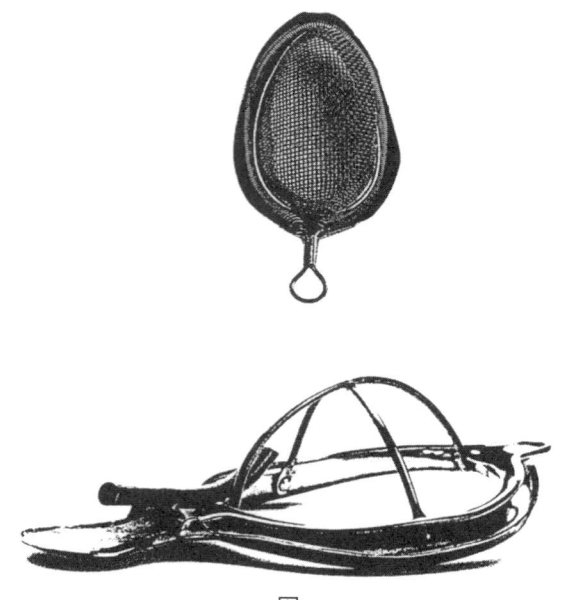

図
上：ヤンカワーのマスク
下：シンメルブッシュのマスク

シンメルブッシュのマスクである（図）。この場合，確かに「麻酔（薬）をかける」ことになる。この場合の「かける」は，「醤油をかける」「ソースをかける」の「かける」である。

　以上のことから，現在広く使用されている「麻酔をかける」という言い方をやめるべきで，「全身麻酔，局所麻酔を行う」とすべきであろう。もちろん著者は，麻酔導入時に「これから少し眠くなりますよ」という表現までおかしいと主張しているわけではない。英語でも「I put you to sleep」という表現は恒常的に用いられていることは承知しているが，しかし日本語で「麻酔をかける」という表現法は少なくとも麻酔科医が使用すべきでないと考えている。

4．「麻酔科学」と「麻酔・科学」の違い

　著者が「麻酔科学」という用語が正しいと主張すると，少なくない方が，

それでは「麻酔・科学」と混同しやすいという。確かに発音がまったく同一であるから紛らわしい。しかし，両者は厳然として別個のことである。前者つまり「麻酔科学」は臨床の科としての麻酔科の学問である。

　麻酔科で対象となる疾患，病態に関連して麻酔科の立場からよりよい患者管理法を追究し，研究する学問が麻酔科学であり，それを行う麻酔科の医師の所属する機関の名称を麻酔科学教室というのである。

　一方「麻酔・科学」という語も，強いて考えれば決して成立しないわけではない。これは生活を科学する「生活科学」や，環境を科学する「環境科学」と同様に「麻酔」という行為，方法を研究することになる。したがって「麻酔・科学」とすると，そこには臨床の科としての麻酔科の影が微塵も入ってこないことになる。もちろん「麻酔」の行為，方法を研究するのは麻酔科学である。これは「内・科学」とはいわずに「内科・学」であるし，「外・科学」ではなくして「外科・学」であり，「産・科学」でなく「産科・学」であることを見れば一目瞭然であろう。

5．なぜ「麻酔科学」が誕生しなかったのか

　どのように考えても「麻酔学」は誤りであり，「麻酔科学」が科学的にも，日本語としても正しいはずであるのに，それが誕生しなかった蔭には，それなりの理由があるに違いない。これはちょうど医療事故が発生した背後には，それなりの理由が秘められているのと同じである。

　ひとつの説として「麻酔」に対応するのは「内科」であり，「外科」であるとする考えがある。だから「内科」に「学」をつけて「内科学」，「外科」に「学」をつけて「外科学」を造ったと同様に，「麻酔」に「学」をつけ「麻酔学」となり，これが正しいとする。これは鳥取大学の麻酔科の佐藤暢教授[22]が提唱した説である。少なくとも当時現役の麻酔科の教授の提唱された考えであるから，これに賛同する方も少なくないと思われる。しかし，この考えは根本的に誤っている。前述したように「麻酔」の意味するところは行為や方法であるのに反し，内科や外科は各々臨床の一分野を示している。したがって「内科」「外科」「産科」に対応する言葉は「麻酔」ではありえず，「麻酔科」である。「日本麻酔学会」が誕生した1952年（昭和27）当時，麻酔科の仕事を業とする人の多くも「麻酔」という言葉を十分に知悉し尽くしていたわけでないから，このような誤解が生じて「麻酔学」が生まれた可能性もまったく否定するわけにはいかない。

しかし，著者は本当の理由は別の所にあったと考えている。学問の進歩に伴って分化するのは必然である。歴史の古い外科から，皮膚・泌尿器科が分かれ，整形外科が分かれ，脳神経外科などが分かれた。皮膚・泌尿器科はその後，皮膚科と泌尿器科に分かれた。これらの分科は各々学会を設立したが，その学会名には必ず「科」の文字が含まれている。「科」の字を含むことは分科した，歴とした臨床の科であることを示している。立派な一つの独立した臨床の科として公認されたことを意味する。「麻酔学」のほうは，診療科としての「麻酔科」の存在は認めざるをえないが，その学会を「科」を含んだ独立した「麻酔科学会」にする意志が設立者たちの間になかったと思われる。「麻酔学会」の創設者のほとんどは，もちろん当時の外科学の教授たちであり，彼らの心中には，あくまでも麻酔科をサブスペシャリティーとして，外科の隷属下におきたかった意志が無意識の中に働いていたと推察される。以来50年が経過した現在もなお，このような傾向が外科医たちの中に痕跡として認められることができると思う著者の考えに反対する麻酔科医はいないと思う。このような痕跡を払拭することが麻酔科医の急務であり，そのためには東北大学の岩月賢一名誉教授[23]が述べているように，確固たる麻酔科学の知識，他科の追従を許さない技術に加えて，患者を一個の人間として見る哲学，価値観を持つことがわれわれ麻酔科医に求められており，そうしてこそ初めて外科医を含む他科の医師から信頼が得られるものと考えている。

6．なぜ麻酔科学が認められないのか

このことに関して，著者は数多くの理由を示すことができるが，本稿ではただ一つの理由を示して読者の喚起を促したい。それは臨床麻酔の実態に深く関係する。麻酔科医の主要な仕事である臨床麻酔について，多くの医育機関では単に他科からのいわゆるローテーターと称する若い人が中心となって行われており，彼らの指導の任に当たる指導者も経験3〜5年の人が多いと仄聞し，実見している。このような状況では臨床麻酔はわずか数カ月の経験さえあれば十分であり，なにも一生をかけるほどの臨床の科ではないと術者の多くが，そして実習のため手術室に来る学生の多くが誤解するのも当然である。ローテーターが回ってくるのはよい。彼らにしっかりした知識，技術，価値観をもった経験十数年の麻酔科医が麻酔を行うことを見せてやり，手伝いをさせるのがもっとも肝要である。これでこそ，

術者と対等に議論し，患者にとっての最善の麻酔，最善の周術期管理ができると思う．小手先の技術だけでは，単に intubationist, epidural puncturist と揶揄されるばかりである．

このように記すと，マンパワーの不足を理由に著者の考えに反対される方も多いと思うが，マンパワーが不足だからこそ，教室の上の者が身をもって示さなければならないのであり，このこと以外にこの問題を解決する方法がないことを知らなければならない．

おわりに

日本の医学の歩みを眺めてみると，一つの科が分離独立して，一応の体をなすのに約半世紀がかかっている．今年で日本麻酔科学会が設立されて46年目になる．間もなく半世紀という歴史的時期が目の前にある．これに加えて，法人化の問題も解決しなければならない．今こそ，われわれが意識を変えなければならない時期に来ていると思う．

引用文献

1) 松木明知：「麻酔」と「魔睡」―麻酔科学の発展のために―．麻酔 35：152，1986
2) 松木明知：麻酔科の社会的受容．麻酔 36：2017，1987
3) 松木明知：麻酔科の周辺．東京，克誠堂出版，1987
4) 松木明知：続麻酔科の周辺．東京，克誠堂出版，1989
5) 日本医書出版協会の医学書総目録（1999）によれば，「麻酔学」「麻酔医」を書名に持ったものは数えるほどしかない．
6) 日本麻酔学会編：英和和英麻酔科学用語集．改訂第 2 版．東京，克誠堂出版，1993，p 13
7) 特定の方の論文，文章を指すことは差し障りがあるので控えるが，多くの論文で「麻酔学」「麻酔医」が見られる．
8) 杉田成卿：亜的耳吸法試説．（済生備考巻二）嘉永 3 年（1850）．日本麻酔科学史資料 2．松木明知編．東京，克誠堂出版，1988 所収
9) 中村　昭：緒方洪庵「扶氏経験遺訓」翻訳．過程の検討．日本医史学雑誌 35：229，1989（平成 1）
10) 新村　出編：広辞苑．第 5 版．東京，岩波書店，1998，pp 2507〜2508
11) 日本国語大辞典刊行会編：日本国語大辞典．第 18 巻．東京，小学館，1975，p 352

12) 小川鼎三：医学用語の起こり．東京，東京書籍，1983，pp 140〜143
13) 西岡五夫：大麻の研究．ファルマシア 11：327，1975
14) 西岡五夫：大麻に関する生薬学的研究．生薬学雑誌 35：159，1981
15) 西岡五夫：大麻の研究から．痛みと漢方 9：3，1999
16) 松木明知：麻酔科学のパイオニアたち―麻酔科学史研究序説―．東京，克誠堂出版，1983，p 99〜108
17) 松木明知：大麻とケシの文化史．日経メディカル（臨時増刊号）：38，1996
18) 吉川幸次郎（注）：詩経国風（下）．中国詩人選集（2）．東京，岩波書店，1958，p 34
次の詩，「丘中有麻（おかのあさばたけ）」が披見される．

丘中有麻（丘の中に麻有り）
彼留子嗟（彼しこに子嗟を留む）
彼留子嗟（彼しこに子嗟を留むれど）
将其来施施〔ねがわくば，其の来りて施施（しし）たれ〕

19) 関場不二彦：麻酔法の麻字考．日本醫事新報 849：4283，1938
20) 安西安周：麻木不仁について．日本醫事新報 849：4284，1938
21) 文献 1) の p 153
22) 佐藤 暢：「麻酔学」か「麻酔科学」か．麻酔 31：415，1982
23) 岩月賢一：麻酔科医はいかにあるべきか．日臨麻会誌 6：10，1986

3 麻酔の20世紀

I　はじめに

　21世紀を目前にして，あらためて20世紀がどんな時代であったのか，20世紀にわれわれが何を行い，どんな誤りを犯してきたのかということを考えなければならないと思う。このように反省してこそ，輝ける21世紀を創造することができるからである。

　さて，第19回大会会長（防衛医科大学校　佐藤哲雄教授）から「麻酔の20世紀」というテーマで教育講演を行うよう命じられたが，このテーマは難しい。多くの人はこのテーマ「麻酔の20世紀」から20世紀における麻酔（科学）の進歩，すなわち20世紀における麻酔科学の歴史を述べると思うかも知れない。しかしそうであるとすれば，そのまま「20世紀の麻酔」というテーマを佐藤会長が筆者に示したはずである。しかし，実際に与えられたのは「麻酔の20世紀」である。おそらくこれは全く異なった文脈（context）を意味するのであり，「20世紀の医療の中で占めた麻酔の役割り」とか「麻酔という視点から見た20世紀」という文脈を意味すると筆者は解釈した。従って，本稿では単に20世紀の麻酔法の進歩を述べるというよりも，むしろその背景に焦点を当てて述べてみたい。

II　日本人のものの観方

　第二次世界大戦後，日本は政治的，経済的，文化的に米国の圧倒的影響下におかれた。50年後の現在，なおその状況が続いている。もちろん，医学の分野においてもこの例に漏れない。1950年（昭和25年），ニューヨークのロードアイランド病院のDr. M Sakladが来日して，麻酔科学のセミ

ナーで講演したことがきっかけとなって，日本の近代麻酔科学がはじまった。以来，日本の先輩達のほとんどすべては米国に留学し，米国の麻酔科学を学んでわが国に伝えた。しかし，少し酷な表現になるが，米国の麻酔科学の技術的表層だけを学び取ってきたように筆者には考えられる。もちろん，当初は形而下的な知識を移入することが緊急的であったと思われるが，真の文化の受容には形而下的なことに加えて形而上の知識の理解と受容が肝要である。

このような状況を作り出した背景には，日本人独特のものの観方がある。その特徴を列記すると，①一極集中的にものごとを行う，②すべてものごとが自然に行われると思う，③悪いことは水に流す，④言葉を粗末に扱う，であろう。

①は前述したように，日本のほとんどすべての麻酔科学の教授達が米国に留学し，その他の国へ留学したことが少ないという事実によって証明されるであろう。②は日本のみならず，東洋人一般の考え方である。例えば"世界"について，東洋人は「世界は昔から存在するもの」と考えたが，ギリシャの哲人たちは「世界は何で成り立っているか」を，そしてユダヤ教信者たちは「世界は誰が作ったか」を問題にした。このこと一つを取り上げても，日本人のものの観方の根底に潜むことが何であるかを理解できよう。③はすべてを水に流し，忘れてしまうことであり，過去の事例が教訓として残らないことを意味する。例えば先進諸国の中で，現在まで70年間連綿として脊麻の事故が起きている国は日本以外ない。④麻酔という言葉を一つ取り上げても，何も考えずに使用しているから，麻酔学，麻酔医等の誤った言葉が氾濫することになった。そして，結果的に麻酔科学の発展に大きなブレーキとなっている。

このように，われわれのものの観方についてあらためて反省することによって，今後のわれわれが歩むべき方向について，より明確な答えを求めることができると思う。

III　サイエンスの研究に歴史的手法は必要か

サイエンスは，あくまでも「もの」についてそれを分析することにより行う。つまり，空間的に「もの」をみることになる。空間的にといっても一点からみるのでなく，多視点的に観察しなければならない。つまり学際的ということになる。しかしこれだけでは不十分であり，時間的，経時的

にも「もの」をみなければならない。言葉を変えれば,歴史的ということになる。サイエンスは perspective でなければならないが,perspective とは retrospective (past) と prospective (future) から成り立つ。従って,このような観方からもサイエンスにおいても歴史的つまり時間的視点に立ってみる考えは必須である。このことを端的に示す有名な言葉がある。それはアイザック・ニュートンの「巨人の肩」である。ニュートンは,ロバート・フックに宛てた 1676 年 2 月 5 日の手紙の中で,「私がより遠くを眺めることができるとすれば,それは私が巨人の肩に乗ったからであります」[1]と記している。「より遠くを眺めた」というのは万有引力の法則を発見したことであり,「巨人の肩」とは先行する学者達の研究を指す。先輩の仕事,つまり過去のことを研究したから大発見ができた,ということを述べているのである。

　前述したように,サイエンスは「もの」を対象とする。医学・医療というサイエンスの一分野では,もちろん「もの」を正確に把握しなければならないが,これだけでは医における「心」の問題は解決しない。また,サイエンスは分析的であるが故に全体像を把握できない。さらに,サイエンスにおいては平均値という数値で表現されることが多く,それ故にばらついた端の数値,データは切り捨てられる。従ってわれわれは,特に医学・医療の分野においてサイエンティフィックに考えるうえで,上述のことを十分に理解しなければならない。このことはすでに今から 60 年前,日本の電気生理学のパイオニアである橋田邦彦[2]が次のように喝破している。

　『科学は分析的であり,分析を離れることは出来ない。しかし本当は分析し尽くされない全体のものを把握するための分析なのである。即ち科学的知識は,「もの」の知識であるから,生きたものに関する科学的知識を綜合しても,それは生きているものに関する知識であって,生きていることそれ自身に関する知識は得られない。斯く無生な立場からは,「生」に関する知識は得られても,「生」そのものを知ることが出来ないとすれば,医的科学は真に医的であっても,「医」の要求するところを満たすに十分でないことが明らかである』

　数字で表現できなければ科学でないとしたが,それは量子力学のハイゼンベルク[3]の次の言葉で理解される。

『種々様々な多様を一般的な簡単なものに帰せしめること，あるいは"多数"を"一つ"にすることが"理解すること"，"わかった"という言葉でわれわれが表すものだ』

つまり，普遍的であるためには一つの言葉で表現しなければならないが，その典型的なものが数字であろう。しかし，生物界ではどのような群においても個々のバラツキがあり，それを"一つ"の言葉で正確に表現することは不可能である。

それ故に平均値を用いるのであるが，バラツキの両端は切り捨てられる。日常の臨床においては，個々の患者がいかに教科書に記述されている平均的病態から乖離しているかを把握することが診断であり，このようにして初めてその状態に応じた治療が可能となる。現在，マニュアルが大流行しているが，使用者の多くはマニュアルが何を意味するか理解しない。医療において，誰に対しても同じように行わなければならない部分と，誰に対しても同じように行ってはならない部分があることを知らない。マニュアルに記されている方針とは，population study から得られた平均値を基礎にしており，今目の前にいる患者は必ずしも教科書的，平均値的患者ではないからである。

医学・医療，特に医療からアートの要素を排さなければならないとする意見が強いが，それは不可能である。一例を示そう。少し古いが 1990 年の資料によれば，米国における CABG の死亡率は，施設によって 0〜22.8% の分布を示すという。CABG が開発されて 30 年以上が経つが，もはや全世界的に普及し，サイエンスになったと多くの人は考える。もし真にサイエンスだとすれば，普遍的であり，それ故に死亡率も施設による大きな差がなく一定でなければならない。しかし現実には大きな差がみられる。このことは取りもなおさず，医療はサイエンスのみではないことを如実に物語っている。

"Science is to reduce uncertainty and art is to increase probability" という Sir William Osler の言葉を今一度噛みしめてほしい。

IV 麻酔の語義について

I-2 において，日本人のものの観方の特徴の一つとして言葉を粗末にすることを述べた。その一例が"麻酔"である。現在教育の任に当たってい

る方の短い文章の中にも麻酔学, 麻酔医, 麻酔科学, 麻酔科医が混然と使用されており, このことを端的に物語っている。「麻酔」の語[4]は, 江戸幕府の訳官でもあった杉田成卿が, ドイツ人 J Schlesinger のエーテル麻酔のオランダ語訳を日本語訳に記した「亜的児(アーテルと読む。エーテルのこと)吸入方試説」を, 1850年(嘉永3年)に刊行したときに造語した。つまり「麻酔」は中国の言葉でなく, 日本で生まれた言葉である。後にこれが中国, 朝鮮半島へ輸出された。成卿は

"Aetheriseren", "Narcose", "Narcotische Toestand" をいずれも "麻酔" と訳したのである。"麻" とは, 痺れて感覚がなくなること, "酔" とは意識が消失すること, つまり Analgesia と Anesthesia の両者の意を包含する。

現行の国語辞典でも, "麻酔" とは体の一部か全部の感覚や意識を一過性に消失させる方法や状態を示すとしている。従って, それに続く動詞は「行う」であって,「かける」ではない。明治中期に催眠術が一時「魔睡」と称されたため,「催眠術をかける」意で「魔睡をかける」が用いられ,「麻酔」と「魔睡」の発音が通じていることから「麻酔をかける」という誤った表現が流布したのである。現今「麻酔をかける」という表現が流布しているが, 少なくとも麻酔科医は今後この表現をやめるべきと思う。

V　20世紀における麻酔科学の進歩[5]

20世紀における麻酔科学の進歩を年代順に五つあげるとすれば, 以下のようになると思う。第1に1920～1930年代における IW Magil による気管挿管の普及で, 現今の麻酔科学の基本中の基本の技術になっている。第2に1942年の HR Griffith らによる筋弛緩薬の応用で, これによって長時間の人工呼吸等が可能となり, 集中治療医学の発展の基礎となった。第3に1947年のスウェーデンの Gordh によるリドカインの開発応用であり, 現今の局所麻酔, ペインクリニックが大いに発達した。それから第4に1950～1975年にかけての輸液治療の発達で, この発展の蔭には朝鮮戦争, ベトナム戦争の影響が大であるのは悲しいことである。さらに第5, 決して前4者に比べて価値は低くないが, 世界各国で麻酔科の専門的な組織が設立されたことである。麻酔科関係の医療事故の死亡率が, 専門性の確立, 充実とともに激減したことによってもこのことは理解できると思われる。

中世以来, ヨーロッパでは外科医は, いわゆる "床屋医者" として, 内

科医に比べて今一つ地位が低かった。しかし19世紀半ばに全身麻酔法と防腐法という二つの武器を外科医が入手したため，その地位は上がり，内科医と同様の扱いを受けるようになった。そして，19世紀後半から20世紀前半において外科学が最も進歩したのはドイツにおいてであった[6]。ドイツの外科医は，特に局所麻酔に関心を持ち，大いに発展させたのである。明治政府がドイツ医学の採用に踏み切ったので，わが国の多くの外科医がドイツに留学し，彼地で外科学を学んだ。従って彼らは，"麻酔"としては主として局所麻酔を学んで帰国したのである。日本人は一極集中的であるため，アメリカ，イギリスで発達しつつあった全身麻酔について顧みることは少なかったし，専門医としての麻酔科医の存在と必要性についても何の考慮もしなかった。このことが日本で麻酔科学が発展しなかった最大の理由であろう。

VI 麻酔科医の社会的地位

前節で述べたように，20世紀における麻酔科学の進歩の一つは，その専門医制度の確立である。筆者は，その代表例を英国に求めることが可能であると考える。英国では専門医制度の発達の初期において，John Snow (1813〜1858年)，Joseph T Clover (1825〜1882年)，Frederick W Hewitt (1857〜1916年) の三人がその全生涯を麻酔科学に尽くしたことが，今日麻酔科医の社会的地位が世界で最も高い状況を作り出したと考えられる。ここでは，わが国ではほとんど知られていない Frederick W Hewitt について触れてみたい。

Hewitt は，それまでに麻酔によって多くの人命が失われた事実から麻酔方法，麻酔機器，麻酔器具等に関して多くの研究，開発，改良を行ったが，それでも事故はなかなか減少しなかった。事態を改善するためには麻酔科の専門医を育成する以外になく，専門医による麻酔のみが許されると考えた。つまり，全身麻酔を行うという医療行為とその他の医療行為とは顕著な違いがあることを強調し，専門医による麻酔の施行を訴えた[7]。

"The law should protect individuals who innocently submit themselves to the influence of the most powerful drugs in the British Pharmacopoeia at the hands of those who are utterly ignorant of the risks involved : and surely the responsibility in administrating an anaesthetic should rest with the administrator and not, as has been held, with the operator."

　麻酔に全く無知な患者に，英国薬局方で最も強力な薬剤である麻酔薬を投与することを，麻酔に無知な人間がすべきでないし，それでこそ麻酔上の責任は術者でなく，麻酔を行う者にあるといえるのである。
　Hewitt は続けて主張する．

"Only a fully-trained medical man or woman should be entrusted with the care of the narcotized patient, and only such persons are capable of advancing the science and art of anaesthesia."

　つまり麻酔科の専門医のみが麻酔という医療行為を行うべきであり，そうであって初めて麻酔科学のサイエンスとアートが進歩するというのである。われわれはこの言葉を現在でも違和感なく受け容れることができ，誰もこの言葉が今から100年も前に考えられたとは思わないであろう。Hewitt のこの考えは法案としてまとめられ，医師会の賛同も得た。その結果として，議会に上程される予定であったが，折悪しく第一次世界大戦の勃発という事態のため，宙に浮いたままになった。しかし，この思想が根本的に英国医学会に浸透していたため，英国では専門医としての麻酔科医の地位は内科医，外科医と対等であり，いわゆる nurse anaesthetist は存在しないのである。Hewitt は制度にばかり目を向けたのではなく，"麻酔を行うこと自体"に関しても次のような卓見を有していた。この言葉はマニュアルを金科玉条とする若い"麻酔科医"に特に読んで理解してほしいと思う．

"There could be no wide success in the administration of anaesthetics, if the anaesthetist were merely a routine dispenser of certain agents."

　このように患者は一人ひとり異なるのであり，しかも必ずしも教科書に記されているようないわゆる典型的患者はきわめてまれであることは，識者によって指摘されて久しい。何も Hewitt ばかりでない。例えば外科医に

おいても同じであり，その1例を下に示しておく．著者のGordon Smithは外科医で，1972年の米国西海岸地区の外科学会で行った会長講演の一節である．

"Each patient must be treated as an individual. Assembly-line methods can not be applied in good surgical care. Routine methods frequently used in many institutions are only to be condemned. All patients must not be managed in a similar fashion. The practice of surgery requires time. Thoughtfulness, compassion, integrity, humidity, and an intelligent approach to the patient's individual needs"

日本の多くの施設で吸入麻酔薬が好んで用いられ，単に麻酔覚醒が速いからとの理由である決まった濃度をルーチンに投与されているのをみるが，それは上述のSmithのいうAssembly-line methodsと何ら異なる所はない．どのような患者に対しても，単にマニュアルに書いてある通りに行うことが最善であると考え，そのように教えられているからである．これ程馬鹿げたことはない．

吸入麻酔，特にエーテル麻酔は1846年10月に米国で公開実験が行われた．文化的に遅れた新大陸で発見された新技術ということで，エーテル麻酔はAmerican Discoveryとまで称された．米国の麻酔科学はこのように輝かしい第一歩を踏み出した．しかし，以後の歩みは順調ではなかった．20世紀初頭の米国の"麻酔科"の状況は悲惨なものになった．もちろん当時いまだ正式に「麻酔科」，「麻酔科医」は存在しなかったため，麻酔の業務はインターンあるいは卒業したばかりのほやほやの医師の仕事とされた．そして単に患者にエーテルを吸入させることのみに主眼がおかれ，患者の状態，麻酔の適切さ等は考慮されず，またこれらは外科医の気にかける所ではなかった．その代表例を示しておく．1898年のMedical Recordに掲載されたレジデントの論考である[8]．

"A story—and let us hope it is only a story—is told of a young interne who, while giving an anaesthetic, warned the operator several times to desist, as the patient was doing badly.

At each warning the surgeon glanced up for a second, made light of the young doctor's alarm, and continued his operation. At its conclusion the surgeon looked up and asked, "Doctor, how is the patient?" and met with the laconic reply, "She has been dead for the past five minutes"

An excellent solution of the problem, and what ought to be the desideratum of every surgeon, would be the professional anaesthetist. It is doublful, however, whether one taking the work up as a specialty could make a living at it alone, and especially is this true in the smaller cities.

The difficulty arises from the fact that every physician gives anaesthetics occasionally, and, no untoward results following, he believes it to be a very simple and easy matter. He forgets that he cannot judge of its dangers from his limited experience.

The time may come when the medical profession will recognize that proficiency in the administration of anaesthetics requires special training, and then, the specialist, the professional anaesthetist, will supply a long-felt want."

　この著者の Simon が予言した通り，米国ではそれから一世代つまり 30 年経ってから麻酔科の専門医が出現した。ニューヨークで世界博覧会が開催された 1939 年 10 月，米国の麻酔科医会〔American Society of Anesthetists, 現在の American Society of Anesthesiologists（ASA）の前身〕は専門誌を発行することを決議し，この年に行われた Prof Hagaard の特別講演を巻頭論文として，翌 1940 年発行の第 1 巻 1 号に掲載した。まことに示唆に富む論文である[9]。

　その中で Hagaard は，麻酔科学はそれなりに発展したものの，決して満足すべき状態にはないことを警告している。そして広く認知されるためにはもっと社会へアピールしなければならず，そのためには麻酔科医の教育に力を入れることが必要であるとしている。彼はこのことを，従来の麻酔科の仕事では「どんな麻酔薬（what）を投与するか？」と「どんな方法（how）で投与するか？」だけが問題にされてきたが，これからは「だれ（who）が投与するか？」ということが問題になり，問題にならなければならないという。だから人を教育し，すぐれた麻酔科医を育成しなければ，麻酔科は社会から認められないであろうという。まことに卓見であり，約 60 年経っ

た今でもこの言葉は千金の重みを失わない。しかしこの後，アメリカは道を誤った。その後の発達を，日本のわれわれは決して無批判に真似すべきものではない。英国の麻酔科医 Humbly[10]は，米国の麻酔科医の実情は"Hell"であると酷評している。

日本の麻酔科学の指導医のほとんどは，米国で教育されている。それ自体は何も悪いことではない。しかし，数年間の米国滞在で学ぶことの多くは，麻酔科学の methodology であり，臨床の本質ではない。表面的な技術的部分のみのわが国への移転であるといってもよい。特に後進の指導の任に当たる者はこのことをもっと真剣に，もっと深刻に受けとめる必要があろう。われわれはもっと医療の本質的なこと，麻酔科学の本質的なことを学ぶ必要があると思う。

VII おわりに

20世紀に，医の他の諸分野におけると同等以上に麻酔科学は発達した。そのため医療の質の向上や医療の拡大に大きな貢献をしてきたことは紛れもない事実である。しかし，視点を麻酔科内部に転ずると，わが国では麻酔科医が術前治療，術後回診を適切に行っていると，私は考えていない。多くの施設では，いたずらに麻酔からの覚醒を早めることのみが麻酔科医の目的であるように受けとられている。その証拠に，わが国で麻酔回復室がほとんど死語になっていることでも理解されよう。もしわれわれが真に麻酔科の独立を主張し，周術期患者管理を行うと主張するのであれば，麻酔科医のなすべき仕事の中核をなす所の，まず「麻酔の業務」を十分に果たすことが先決であると思う。21世紀を目前にして次の世代に希望のもてる，将来性のある麻酔科学を継承していくためには，これ以外に道はないと考えている。

参考文献

1) 鳥尾永康：ニュートン（岩波新書評伝選）．岩波書店，東京，1994，p 82
2) 橋田邦彦：碧潭集．岩波書店，東京，1934，p 505
3) ハイゼンベルク W：部分と全体―私の生涯の偉大な出会いと対話―．みすず書房，東京，1990，p 55
4) 松木明知：麻酔科学のパイオニアたち―麻酔科学史研究序説―．克誠堂出版，東京，1983，p 109〜118

5) Rushman GB, Davies NJH, Atkinson RS（松木明知監訳）：麻酔の歴史―150年の軌跡―（改訂第2版）．克誠堂出版，東京，1999
6) Rutkow IM：Surgery―An Illustrated History―. Mosby. St Louis, 1993, p 505〜532
7) Blomfield J：Third of The Series of Pioneers of Modern Anaesthesia. Sir Frederic William Hewitt. Br J Anaesth 4：116〜131, 1926〜1927
8) Simon S：The relation of the operator to the anaesthetist. Medical Record 53：230〜231, 1898
9) Haggard HW：The place of the anesthetist in American Medicine. Anesthesiology 1：1〜12, 1940
10) Humbly P：Visions of anaesthesia hell. Br Med J 312：1045, 1966

4 蘇生法の過去と未来

　本稿は平成13年（2001）10月25〜27日，金沢大学医学部麻酔・蘇生科教授小林勉会長の下に金沢市で行われた第20回日本蘇生学会における招待講演の原稿に大幅な手を加え，参考文献などを付したものである。

　小林会長からこの招待講演を依頼されたのは，偶々私の師の一人の死について深く考えていた時であった。このため「死」と表裏一体をなす「生」ないし「蘇生」について，歴史的に回顧することはそんなに難しいことはないと考え，少し容易な気持ちで講演を引き受けた。ところがその後小林教授から頂戴した正式な講演依頼状には次のような趣旨が述べられていた。曰く，

　教室内に設けられた学会のプログラム委員会でこの講演の内容について検討したところ，単に蘇生法の歴史を編年史的に回顧するのではなく，その背後に潜む哲学的，思想的背景に言及して欲しい。

　この書簡を小林教授から頂戴して，小生は正直なところ大変困惑した。蘇生法について歴史的に辿って各々の事項を解説するだけならばと考えてお引き受けしたのであるが，その哲学的，思想的背景を叙するのは，私の能力を遥かに越えたことである。しかし一旦お引き受け致した以上，義務を果さなければならないと考え，その後新規の講演を一切引き受けないで，本講演の準備に没頭することにした。以来約200篇を越す論文と数百冊の関連する著書を通覧して成ったのが本稿であるが，「生」と「死」の問題を含むこの主題は極めて難しく，私が主題を十分に理解していない点は読者の御寛宥を切に願う次第である。

この招請講演を依頼された時，師の一人の死について深く考えていたと前述したが，この師とはカナダアルバータ大学医学部麻酔科の故ジョン・WR・マッキンタイヤー教授（1923〜1998）である。教授はアイルランドに生まれ，血液循環の原理を発見したウィリアム ハーヴェイ（1578〜1657）も学んだことで有名なロンドンのセント・バーソロミュー医学校を卒業し，麻酔科専門医となった。しかし折からの英国における窮屈な医療制度に嫌気をさして，1955年から自由なアメリカ・カリフォルニア大学の助教授として赴任した。そこで業績を挙げ，翌1956年にカナダ・エドモントン市のアルバータ大学医学部麻酔科の教授として栄転し，臨床，教育，研究に尽力した。ちょうどこの頃私の教室では，尾山力前教授が日本の麻酔科学を欧米に紹介する努力をされ，オランダのVSP出版からJapanese Anaesthesia Journals' Review誌を刊行中であった。尾山力前教授は編集長として，私も編集次長という形でこの仕事などに当たったが，欧米の著名な麻酔科の教授十数人が査読委員としてこの作業に協力して下さった。これら外国人の査読者の中で最も熱心に，最も期日を厳守し，最も懇切丁寧に，最も格調高い英文で，そして最も適切な参考文献を紹介して下さったのがマッキンタイヤー教授であった。

　平成元年（1989）私が尾山前教授の後を承って教授に就任してから，教室員の教育，とくに欧米人のものの考え方，科学的なものの考え方，英語論文の書き方を教育するうえで，マッキンタイヤー教授は最適な人物ではないかと考え，私の考えを詳細に述べて客員教授として来日を教授に要請した。折り返し教授からは，私の哲学に双手をあげて賛意を表するが，教育とは砂地に水を撒くように直ちには効果が現れないこと，自分を利用していかなる名誉をも求めないことなどを条件に来日を快諾された。以来毎年2カ月から3カ月にわたって約10年間弘前に来られ，講義や論文指導などを通じて，教室全体に，また各個人に対して懇切丁寧な御指導を戴いた。洵に有難いことであった。

　偶々，平成10年（1998）5月に第99回日本医史学会を函館市で私が主催することになった。この学会は，ジェンナーの牛痘種痘法をシベリアで習得して日本に伝えた中川五郎治，本名小針屋佐七（1769〜1848）[1]の没後150年を記念して開催したものであった。ロシアに多くの友人を持っているマッキンタイヤー教授に，シベリア地方から北米への牛痘種痘法の伝播について調査して講演して戴けないものかと依頼した。教授は早速ロシアの

友人などと連絡を取り情報を集め，一方カナダでは多くの史料館，図書館に自ら足を運び，シベリアと北米の牛痘種痘の歴史を調査された．

ところが私が5月16, 17日の学会の準備のため函館市に出張中の3月14日，マッキンタイヤー教授が交通事故で急逝したというファックスが教室に届いた．ファックスは直ちに私に転送されてこのことを知ったのであったが，私にとっては父親を失ったと同様大変な衝撃であった．大学のキャンパス内での事故であり，教授は直ちに自分の勤務している大学病院の集中治療部に運ばれ，懸命な治療にも拘らず，20数時間後に脳死の判定がなされ，人工呼吸器がはずされた．循環系には全く異常が認められていなかったという．脳死と判定されてから人工呼吸器がはずされるまでの時間が余りにも短いことも私にとっては2番目のショックであった．そしてさらに私にとって3番目のショックが待っていた．間もなくマッキンタイヤー教授の長女のサンドラさんから航空便の小包が届いた．手紙には「父マッキンタイヤーの遺言によって松木先生に遺灰を送る」と記されており，火葬証明書と共にビロードの袋に詰められた教授の遺灰が同封されていた．

私は教室員と相談し，大学病院の近くにある通称大円寺境内にあるカトリック教会の墓地に墓碑を建立することにした．客員教授として教授が弘前に来た1990年の11月3日朝，私は教授を宿舎に迎えに行ったが，徒歩で病院に向かう道すがら，教授は「日本の北に位置する小都市弘前市にはカナダと何か関連する歴史的事項はあるのか」という質問を受けた．私は即座に「弘前市には確定的な証拠がある」と返事した．そして前述した大円寺のカトリック教会の墓地に教授を案内したのである．そこには明治32年（1899）1月19日に火災で死亡した弘前カトリック教会のアレキサンダー神父の妻Christineの大理石の墓がある．アレキサンダー神父はカナダのノヴァ・スコチアの出身であり，マッキンタイヤー教授の住んでいたエドモントンとは距離的に大分離れているものの，同じカナダ人の墓碑が北日本の一地方都市にあることに教授は大きな驚きを覚えたようであった．その日は快晴で，西には冠雪の津軽の霊峰岩木山がはっきり見え，南には土淵川を挟んで私の卒業した弘前高等学校の校舎が見える．マッキンタイヤー教授は冗談混じりに「もし自分が弘前に滞在中，心筋梗塞か何かで死んだら，火葬にしてここに葬って欲しい」とつぶやいたのを今でもはっきり覚えている．

このような事情があったので，遺灰が送られてきてから弘前カトリック教会のベランジェ神父に以上の事情をよく御説明申し上げ，墓地の提供をお願いした。カナダのモントリオール出身の神父は，同じカナダのマッキンタイヤー教授の想いを十二分に御理解下され，アレキサンダー神父の妻 Christine の墓からわずか 5 m 離れた場所に墓を建立することを許可して下さった。こうして 1998 年 5 月 22 日に墓碑を建立して，埋葬式を行った。この墓碑の形は私が尊敬する英国の麻酔科医フレデリック・ヒューイット（1857〜1916）のブライトン市にある墓碑を参考にして建立したものである。

以上長々と記したが，マッキンタイヤー教授の死にまつわる三つのエピソードを通じて，「生」や「死」について毎日考えていた時，小林教授から講演を依頼されたのである。

蘇生は「生」と「死」と密接に関連しているが，まず語義について明確にしておきたい。蘇生とは「広辞苑」によれば「息を吹き返す」ことだという。すなわち「息があること」が生きていることであり，「生」の証拠であるから，「息」が問題となる。2, 3 の漢和辞典で調べると，「息」の「自」は鼻を意味し，「心」は心臓である。つまり心臓の動きに伴って鼻から空気つまり「息」が出入りすることが生きていることである。ここでは心臓と吸呼気の両者が重要である。

次に「生命」と「いのち」が混同されて使用されているが，「生命」とは「生きている」ことの生物学的側面を表現するため使われており，一方「いのち」は「生命」の意味を考える時に用いられる。つまり「命」の哲学的，倫理的側面を強く強調した言葉である。

古代中国の思想では，命の根元的なものとして「魂魄」がある。「魂」は陽で，人の死後遺体から離れて高所へ昇り，また易移動性を有する。このため招魂祭や鎮魂祭が行われる。「魄」は蔭で地下に潜みやすく，遺体などにまといつく。インド由来の仏教の思想で重要なことを私たちは忘れている。仏教では寿ないし寿命（いのち）という概念があるが，寿は二つの要素「識」と「煖（なん）」からなる。「識」とは意識と考えてよく，呼べば答えることである。「煖」は体の温もりである。日本人の多くは，家族が脳死状態となって意識がなくても，体の温かい限り生きていると思い，死んだとは考えない。これは仏教が伝来して千数百年の間連綿として日本人の心の中に引き継がれてきた思想である。したがって最早「脳死」だから「死

表

○Overbeck W : The Past : Historical Views Concerning Cardiac Arrest and Resuscitation In Stephenson Jr HE (ed) : Cardiac Arrest and Resuscitation, Saint Loius, The C. V. Mosby, 1974, p 847-61
○Thangam S, Weil MH and Rackors EC : Cardiopulmonary Resuscitation : A Historical Review. Acute Care 1986 ; 12 : 63-94
○Baskett PJF : The history of resuscitation In Baskett PJF (ed) Cardiopulmonary Resuscitation. Amsterdam, Elsevier Scientific Publishers. 1989, p 1-14
○Safar P : On the History of Resuscitation. Proceedings, The Fourth International Symposium on the History of Anesthesia. Lübeck, Verlag Drägerdruck, 1998, p 290-310

んでいる」のであると宣言されても，心臓が動いて，体が暖かければ家族はそれを容易に受容しないのである。これは一種の文化であり，永年の習俗であるから人々はこのことを簡単に改めることは出来ない。しかしこの概念にもっと理解を示す必要がある。このように記すからといって私は脳死移植に反対している訳ではない。但し脳死移植に積極的でない者を悪者扱いにする雰囲気のメディアの論調には大きな問題があると考えている。

さて蘇生法の歴史について文献を調べて見ると，その数は少なくとも数百に上る。しかし上の表に示す4つの論文を読めば，蘇生法の歴史を正しく認識することが可能である。各論文は各々少しずつ視点が異なっているが，それ故にこれら4論文を読めばより真実の姿に近づくことが出来ると思う。

4論文の内容を掻い摘んで記すと次のようになる。近世の蘇生学は Andreas Vesalius (1514～1564) から始まったといってもよい。彼は気管切開を行って管を挿入し，呼吸を補助すれば，動物は死なないことを示した。これは1543年に出版されたかの有名な俗に言う「ファブリカ」[2]の中に図示されている。約1世紀程遅れて Issac Newton のライバルでもあった Robert Hooke (1635～1703)[3]も動物に対して人工呼吸を行うと動物は死なないと発表した。

1743年 Fothergill[4]は溺水者をうつ伏せにしてタルの上に乗せて動かすと蘇生に有効とした。これは水を吐かせると同時に胸郭の圧迫による一種

の人工呼吸であった。

18世紀の後半に入るとヨーロッパを中心に人命尊重の風潮が高まり，とくにオランダでは海難事故による溺水者の救助が熱心に行われ，人命救助協会がアムステルダムで創立された。この機運はヨーロッパ各地さらに新大陸のアメリカにも伝えられ，各地に人命救助協会が結成された[5]。

1856年イギリスのHall（1790～1857）[6]は蘇生時に患者をうつ伏せにして左右半身を起こす方法を発表した。この5年後Silvester（1828～1908）[7]は仰臥位で腕を上げる人工呼吸を提唱した。しかし有力なHallの腹臥位の方法が浸透したため，1904年のSharprey-Schafer（1850～1935）[8]の腹臥位で背中を圧迫，1932年のNielsen（1866～1955）[9]の腹臥位腕を上げる方法というような腹臥位で行う人工呼吸が1950年代まで続いた。このような状態では口うつし人工呼吸の発想が生まれてこない。

1954年にElam[10]は口うつし人工呼吸を提唱し，1958年にRuben[11]はRuben valveを開発し，アンビューバックによる人工呼吸が可能となった。そして1960年にJudeとKouwenhoven[12]が体外式心臓マッサージ法を発表した。このように現在広く普及している蘇生法の基本は1960年までに完成したことが判る。

しかし不思議なことが1つある。それは蘇生といえば，Cardio-pulmonary resuscitationと称されるように蘇生法の歴史において，長い間循環つまり「心」と呼吸つまり「肺」という風にこの2つの臓器のみが対象となっており，肝心の「脳」は殆ど注目されなかったことである。中枢神経つまり「脳」の重要性が認識され，「cerebral」という言葉が包含されたのは1981年のSaferの著書[13]が嚆矢である。

しかしこれより約1世紀前に蘇生において，脳の重要性が肝要であることを主張した人がいる。アメリカの外科医George W Crile（1864～1943）である。彼はショックの研究など外科で多岐にわたる研究をしたが，1914年に出版された彼の「Anemia and Resuscitation」[14]は日本では殆ど知られていない。Crileはこの著書の中で「Resuscitation of the body as a whole」という一章を設けているが，その中に次の文章がある。

Whatever the method of resuscitation, the one primary and essential object is to supply the brain with an oxygenated circulation.

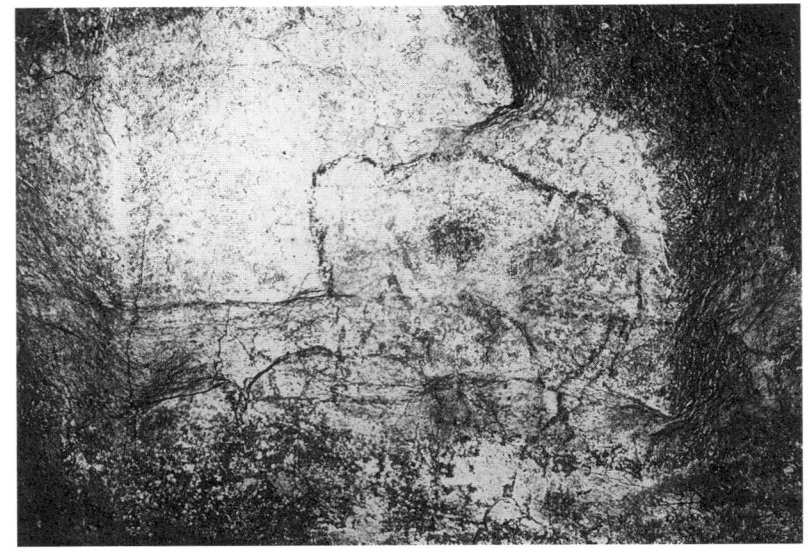

写真

　これは Crile が正に蘇生において心や肺よりも脳の重要性を正確に認識していた一証左である．にも拘らず，蘇生と言えば心臓と肺が第一義的に考えられてきたが，その背景には長い歴史がある．

　古来人間は心臓に「生命」，「魂」が宿ると考えていた．写真はスペインのエルピンダル洞窟の中に描かれているマンモスの絵であるが，学者の研究によれば真ん中のハート型は心臓を描いたものであるという[15]．心臓としても何の目的で描いたのかは判然としないが，生命の座としての心臓に古代人が強い関心をもっていたと解釈されている．

　英語(Heart)，ラテン語(Cor)などの辞典を引くと，心臓，心(こころ)，情，感情，勇気などの意があるが，最後に「胃」という意味がある．もちろん日本語では「心」に「胃」の意味はない．この起源は古代エジプトまで遡らなければならない．古代エジプト人たちは，胃に入った食物の一部はエネルギーとして心臓に行くと考えた．エジプトの象形文字で胃は r-ib と発音されるが「r」は口，「ib」は心臓である．つまり胃は心臓の入り口と考えられていたのである．この古代エジプトの考えがギリシャ，そしてローマへと伝えられ，その痕跡が現在の胃の噴門部の解剖名「cardia」として遺

されているのである。古代エジプトの医学について分かりやすく知りたい方は「麻酔と呼吸生理」の研究で有名な英国の Nunn の著書「古代エジプト医学」[16]などをお薦めする。

ヒポクラテス（460〜375 BC）は体液説に従っていたことが知られている。現在われわれが読むことの出来るヒポクラテス全集[17]は，ヒポクラテスとその学統の意見を集大成したものであり，必ずしもヒポクラテス一個人の考えを示すものではない。彼は血液，粘液，胆汁，黒胆汁の4体液が適切に混和すれば健康であり，感情もこれらの体液により変化するとし，この混和は心臓の内在熱によって行われると考えた。このことは心臓に心の座があることを示唆している。一方精神の座は脳にあるとする彼の文章も残されている。てんかんが脳の疾患であり，神の罰でないことを主張していることなどから推測されている。

ヒポクラテスの死後，アレキサンドリアが医学の中心となり，解剖学の祖といわれるヘロフィーロス（323〜? BC）やエラシトラートス（310〜250 BC）などを輩出した。そして彼らはいずれも脳がこころの座であると主張した。

一方同じ時代のアリストテレス（384〜322 BC）はプノイマが肺を経由して心臓に入り，そこで血液と混じて全身にまわるが，それ故に心臓は霊魂の主要器官，生命の根源であり，全ての感覚を統合する中枢と考えた。

ローマ時代に入ると，医師，医学研究者としてガレノス（130〜200）が最も有名である[18][19]。彼は多くの著作を残したが，生体を統一的に動かすのはプノイマであり，これには脳髄にある霊魂のプノイマ，心臓にある生存のプノイマ，自然のプノイマの3種があるとした。脳髄のプノイマが思考，感覚，運動を支配すると考えられた。心腔内の血流の流れについて，ガレノスは誤っていると指摘されるが，ガレノスの研究の主題は霊魂のプノイマの流れについて研究したことが最近明らかにされた[18][19]。

中世時代に入ると，ローマのカトリック教会の考えが支配的であり，彼らはアリストテレスの心臓が霊魂の主要器官であり，生命の根源であるという説を教義に利用した。欧米の蘇生の歴史において，心臓が1000年にもわたって重要視され続けた一つの理由であろうと考えられる。

ルネサンス期にイタリアでは天才たちが輩出した。レオナルド・ダ・ヴィンチ（1452〜1519）もその一人である。レオナルドは1498〜1512年にかけて人体解剖を行い，夥しい数の手稿を遺し，それらは現在英国のウィンザー

城王宮図書館に所蔵されている[20]。彼の手稿に描かれた解剖図は当時の解剖学の水準をはるかに超越していた。例えば同時代の Johannes de Ketham (CA 1490) の解剖図譜[21]と比較してもその差違は歴然たるものがある。

レオナルドは「心臓は元来生命の源でなく，他の筋と同じく，動脈や静脈によって養われた流動せしめられる厚い節で作られた一個の水たらいである」[22]とした。さらに魂の所在について「魂は判断の中の座を占めているようだし，判断はすべての感覚が集まる場所にあるようだ。それでこれは共通感覚と称される。」とし，心が共通感覚の場，つまり脳にあることを指摘している。しかし彼は余りにも時代を超えていたため，医学界に与えた影響は少なかった。

以上述べたようにギリシャ時代からローマ時代を経てルネサンス期のレオナルド・ダ・ヴィンチに至るまで見てきたが，蘇生法自体についての注目すべき言及は見られない。

16世紀頃になって医学は大きく進歩した。ベルギー生まれの天才 Andreas Vesalius（1514〜1564）が大著 "Fabrica"[2]を出版したからである。この中に豚の気管切開図があり，気管切開によって人工呼吸をすれば生命を延長させることが可能であることを示した。"Fabrica" の出版の直前，彼はその概要とも言うべき "Epitome"[23]を上梓したが，その中で空気の一部は脳に入って動物プノイマとなり，一部は心の左腔に入り，生存のプノイマ（vital spirit）を完璧にして，霊魂のプノイマになると考えていた。

1628年，イギリスの William Harvey（1578〜1657）は血液循環の原理を発表し，著書として俗に言う "De motu cordis"[24]を出版した。心臓をポンプと見做す画期的な論文である。しかし社会的，世間的には心臓はあくまでも「魂」の宿る器官であった。冒頭の Charles 1 世に捧げた献辞に次のように記されている。

　　大英国：フランスおよびアイルランドの王であられ，信仰の擁護者であられる明知英邁なるチャールズ陛下にささぐ。
　　至仁至高なる陛下！
　　動物の心臓はその生命の基礎であり，その体の重要な部分であり，その小宇宙の太陽であります。
　　動物の活動の全ては，心臓に依存しており，生命の活動と力のすべては心臓から発起します。

(暉岐義等訳[25])

　心臓の機能はポンプ作用であり，1回の拍出量と心拍数から算出して，24時間の心臓から駆出される血液量の総量は，経口的に摂取した食物からは生成出来ないことを示し，このことから，これは血液循環の原理でしか説明出来ないと断じたHarveyでさえ，心臓が生命の基礎であり，生命のすべてであるとチャールズ王の前に宣言しなければならなかった。このことから見ても，いかにキリスト教において「生命」の座，「心」の座として心臓が重要視されていたかが分かるであろう。繰り返して言うが，蘇生法の歴史において，後々まで心臓が重要視され続けた理由の一つがここにあると思う。

　Harveyの業績を知っていたと考えられるRene Descartes (1596〜1650)は，「人間論」[26]の中で「脳に入り込む粒子について言えば，それらは脳室を養い，維持することばかりでなく，そこで動物精気と名づけられている一種のきわめて微細な風を産生するに役立つ。私は身体を神が意図して，われわれに出来る限り似るように形づくった土（元素）の像あるいは機械にほかならないと想定する。」

　デカルトはこの著書によって，「心」つまり精神の座が心臓にあるのではなくして，脳にあることを主張したのであるが，それまで少なくとも千数百年続いた心の座としての心臓の重要性は変わることはなかった。

　20世紀に入ると生理学が急速に進歩し，科学者の注目を集めた。このことは1901年から始まったノーベル賞の医学部門は「医学・生理学賞」になっていることによっても了解されよう。

　神経系の生理学でノーベル医学，生理学賞を受賞したCS Sherrington (1857〜1952) (1932年度)[27]，JC Ecclus (1903〜1997) (1963年度)[28]，さらに脳外科の分野で前人未到の業績を挙げたW Penfield (1891〜)[28]は，いずれもその晩年において，心身の二元論を唱え，DNAの二重ラセン説を唱えて1962年のノーベル医学・生理学を受賞したクリック[29] (1916〜)は魂の座としてDNAの可能性を示している。

　真の蘇生は単に心肺蘇生のみでなく，脳の蘇生，つまり健康であった時の心（こころ）をも持つことを可能にするようでなければならない。ここで心（こころ）とは何かという難題に突き当たる。

　極めて独断的であるが，私は健全な心とは，記憶＋意識＋意欲が十分に

機能している状態と考えている。記憶は過去に対応して，意識は現在，そして意欲は未来に対応する。単に記憶のみがあるが，意識も意欲もなければ健全な心を持っているとは言えない。現在の意識のみがあり，過去も忘れ，意欲も全くない場合も心を持っているとは言い難い。意欲だけあっても，過去も忘れ，現在も認識出来ない場合も同様であろう。しかしこの3つのどれを取っても，それが科学的な根拠をもって心の一要素であると定義付けることは難しいと思う。

ここで論じている意識とは必ずしも同一ではないが，古代インドの仏教哲学者，就中無着（Asanga, ca 395〜470）や世親（Vasuvandhu, ca 400〜480）を代表とする唯識派の人たちは意識の問題を深く掘り下げて考え，視覚，聴覚，味覚などの五識とそれを統合する働きのある意識，合計して六識に加え，その内面に深層的自我執着心，つまり欲望の根源をなす「未那識」，さらにその内面に生命を支える根源的心，つまり阿羅耶識の存在を唱えた[30]。六識は「良く生きる脳」の働きで，現代医学的には大脳皮質によって機能し，未那識は「うまく生きる脳」で大脳大脳辺縁系によって機能し，阿羅耶識は脳幹の機能と考えても大きな矛盾はなく分かりやすい[31]。将来の蘇生法はこのような記憶（過去），意識，意欲を完全に復旧出来れば理想的であるが，その進歩の度合により，これらの3要素が不完全な状態で蘇生が行われると，人工呼吸法の進歩によって脳死状態の患者が生まれたと同じように，より深刻な問題を抱えることになることは想像に難くない。

現にヨーロッパのある病院で，交通事故により2人の脳外科医，1人の神経内科医など計4人の医師によって一旦脳死と判定された一男性がレシピエントの出現を待っている間に徐々に回復し，1カ月後に独立歩行して退院した例もあるという。この症例は現在のその国における脳死診断規準は不完全であり，現在脳死と判定されている例も将来的には治癒する可能性があることを示している。わが国においても決して起こりえないことではない。この点からも脳機能保護の研究は将来の蘇生学の中心的課題であることは間違いない。

得てして，研究課題は学界の動向などに左右されやすく，学界ではトピックス的テーマが脚光をあびる。しかしとくに若い研究者の方々は6世紀の禅僧鑑智僧璨が「信心銘」[32]の中で「根に帰すれば旨を得，照に随えば宗を失す（帰根得旨，随照失宗）」と喝破したように，ファッショナブルな学界

の動向に左右されることなく，自分が真に大切であると考える研究を鋭意進めてもらいたいと考えている。冒頭に申し上げたように20世紀の初め米国のCrileが蘇生において脳の重要性を指摘したが，このことが殆ど見向きもされなかったことは，上述したことの好個の例証であろう。

文献

1) 松木明知編著：中川五郎治書誌. 東京, 岩波ブックサービスセンター, 1998
2) Vesalius A : De humani corporis fabrica libri septem. Basileae, J Oporini, 1543
3) Hooke R : An Account of an Experiment of preserving animals alive by blowing through their lungs with bellows. Phil Trans Roy Soc 1667 ; 2 : 539-40
4) Fothergill J : Observations on a Case Published in the last Volume of the Medical Essays, & C. "of recovering a Man dead in Appearance, by distending the Lungs with Air. Printed at Edinburgh, 1744" in The Works of John Fothergill, M. D., London, 1784
5) Historie en Gedenkschriften van den Binnen Amsterdam, MDCCLXVII. Amsterdam, 1768
6) Hall M : On a new mode of effecting artificial respiration. Lancet 1856 ; 1 : 229
7) Silvester HR : A new method of resuscitating still-born children, and of restoring persons apparently drowned or dead. Brit Med J 1858 : 576-9
8) Sharprey-Schafer EA : Description of a simple and efficient method of performing artificial respiration on the human subject especially. Med-chir Trans 1904 ; 87 : 609-23
9) Nielsen H : En opliringsmethode. Ugeskr Laeg 1932 ; 94 : 1201-3
10) Elam Jo, Brown ES, Elder JD, Jr. : Artificial respirtion by mouth-to-mask method : a study of the respiratory gas exchange of paralysed patients ventilated by poeratior's expired air. New Eng J Med 1954 ; 250 : 749-54
11) Ruben H : A new non-rebreathing valve. Anesthesiology 1955 ; 16 : 643
12) Kouwenhoven WB, Jude JR, Knickerbocker GC : Closed-chest cardiac massage. JAMA 1960 ; 173 : 1064-7
13) Safer P : Cardiopulmonary Cerebral Resuscitation. Stavanger, Asmund S. Laerdal, 1981
14) Crile GW : Anemia and Resuscitation. New York, D. Appleton and Co.,

1914
15) Lions AS, Petrucelli II RJ：Medicine, An Illustrated History. New York, Harry N Abrams, 1978, p 23
16) Nunn JF：Ancient Egyptilan Medicine. London, British Museum Press, 1996
17) Hippocrates：Hippocratis Coi medicorum omnium longe principis. Rome, Fabius Calvus, 1525
18) 二宮陸雄：医学史探訪　知られざるヒポクラテス―ギリシャ医学の潮流―．東京，篠原出版，1983（昭和58）
19) 二宮陸雄：ガレノス霊魂の解剖学．東京，平河出版，1993
20) Kenneth D Keele, Carlo Pedretti 原典翻刻・注解；裾分一弘翻訳：レオナルド・ダ・ヴィンチ著：解剖手稿．東京，岩波書店，1982
21) Ketham J De：Fasciculus medicinae. Veneitis Johannem & Gregorius fratres de Forlivio, 1491（Facsimille edition, Milan, 1924）
22) レオナルド・ダ・ヴィンチ（杉浦明平訳）：レオナルド・ダ・ヴィンチの手記（下）（岩波文庫）．東京，岩波書店
23) Vesalius A：Suorum de humani corporis fabrica libororum epitome. Basileae, J Oporini, 1543
24) Harvey W：Exercitatio anatomica de motu cordis et sanguinis in animalibus. Francofurti, G Fitzeri, 1628
25) ハーヴェイ（暉峻義等訳）：動物の心臓ならびに血液の運動に関する解剖学的研究（岩波文庫）．東京，岩波書店，1961, p 27
26) Descartes R：De homine figuris et latinifate donatus a Floventio Schuyl. Lugduni Batavorum, F Moyardum & P Letten, 1662
27) エックルス JC, ロビンソン DN（大村裕他訳）：心は脳を超える―人間存在の不思議．東京，紀伊国屋書店，1989
28) ペンフィールド W（塚田裕他訳）：脳と心の生体．東京，法政大学出版局，1987
29) クリック F（中原英臣訳）：DNAに魂はあるのか―驚異の仮説―．東京，講談社，1995
30) 服部正明，上山春平：仏教の思想(4)―超識＜唯識＞―．東京，石川書店，1981
31) 時実利彦：脳の話（岩波新書）．東京，岩波書店，1962
32) 西嶋和夫：信心銘　証道歌　提唱．東京，金沢文庫，平成9年, p 6, p 45

5 サイエンスとアートの狭間で

麻酔科学

　尾原教授(司会者)：本日の特別講演を始めたいと思います。本日は弘前大学の松木先生にお越しいただいております。ご紹介するまでもなく，学会とか色々な面でご活躍ですから皆さんよくご存じだと思いますが，恒例により簡単に先生のご略歴を紹介させていただきます。

　先生は1965年(昭和40)に弘前大学をご卒業になり，その後麻酔科の大学院を経まして1970年（昭和45）から麻酔学講座の助手となり，1972年（昭和47）にアメリカのミシガン大学の麻酔科へ御留学になっております。その後ドイツ，イギリスとか色々な国に招かれ，講演や学会のシンポジウム等にご出席になっており，1989年（平成元）4月から弘前大学麻酔科学教室の教授に就任され，現在に至っております。先生に関しては皆さん日本麻酔学会等でよくご存じでしょう。とくに麻酔と内分泌のご研究では世界的にたいへん有名ですし，医学史に関しては麻酔科の中では第一人者であります。

　先生は多くの場所で歴史を基にしたお話をされております。私も先生のご講演をいくつかお聞きして大変感動し，是非お話を皆さんに聞いていただきたいということで，先生を同門会の講演にお招きいたしました[1]。今日のご講演は麻酔の学問的な話ではなくて「サイエンスとアートの狭間で」という題名です。それでは先生，よろしくお願いいたします。

　松木：ただいま過分なご紹介に預かりました，弘前の松木でございます。先ず尾原先生の教授就任10周年に対しまして，心からお祝い申し上げたいと思います。先代の岩井教授以来こちらの教室が日本麻酔学会あるいは世界の学会の中で非常に大きな貢献をされてきたということに関しても心か

ら敬意を表するものであります。私の教室も一生懸命頑張っておりますけれども，こちらの教室の業績には足元にも及びません。日本の北からいつも羨望の眼差しで眺めているという次第です。このような記念すべき10周年の行事にお招きいただき，講演をする機会を与えて下さいまして，尾原教授を初め教室員の方々，同門会の先生方に厚く御礼申し上げます。

　実は昨年尾原先生から，麻酔についてではなく，少し別な方面の話をせよとの御依頼がありましたので，本日の講演は「サイエンスとアートの狭間で」といたしました。正直申しましてこの演題はとても私のような弱輩の者がお話しするテーマではなくて，非常に難しい問題だと思います。私の講演の真意は，先生方は研究や臨床，教育の中で多忙な時間を過ごされておりますが，アートについても頭の中のどこかに入れて下されば幸いであると願って，このような演題でお話しさせていただきます。

　先生方ご承知のように，昨今新聞やテレビの報道におきまして，医療事故，医療のトラブル，あるいは医療に対する不信ということが大きく取り上げられております[2]。それを少しまとめてみますと，原因は種々ありますが，何といっても医療者側が総合的な視点に立ってものごとを見ていないという欠点が指摘されると思います。例えば実名を挙げてまことに申し訳ないのですが，横浜市大病院の患者取り違え事件です。私に言わせれば，これは医師や看護婦の総合的な視点の欠如ということになります。これに近いニアミスは私の大学病院や近県の病院でも起きております。

　現在，生産性とか能率，経済性ばかりが追求され，単に保健点数の高い手術を数多く行えば良いという風潮が強まっております[3]。恐らくこちらの病院でもこのような気運にあり，病院長，事務局側から要望されていると思います。また医学教育においても，検査データの正常ないし異常をある一線を引いて，画一的に診断をつけてしまうとか，様々なことが問題になっております。このように実に多くの原因が積み重なって，現代の医学・医療の深刻な問題になっているのだと思います。これは（図1）地元の東奥日報という新聞に出た医療事故関係の記事です。幸い私の所属する麻酔科が直接関与した事故ではないのですが，医療事故が青森県だけでもこれだけ起きているということです。しかし青森県ばかりで起きているのではなくて，実は全国各地で起きているのです。このことは，私たちが毎日一生懸命行っております医学・医療自体に何か問題があるのではないかと私は考えています。たとえばこの事件は1億1,900万円の賠償金を払えという

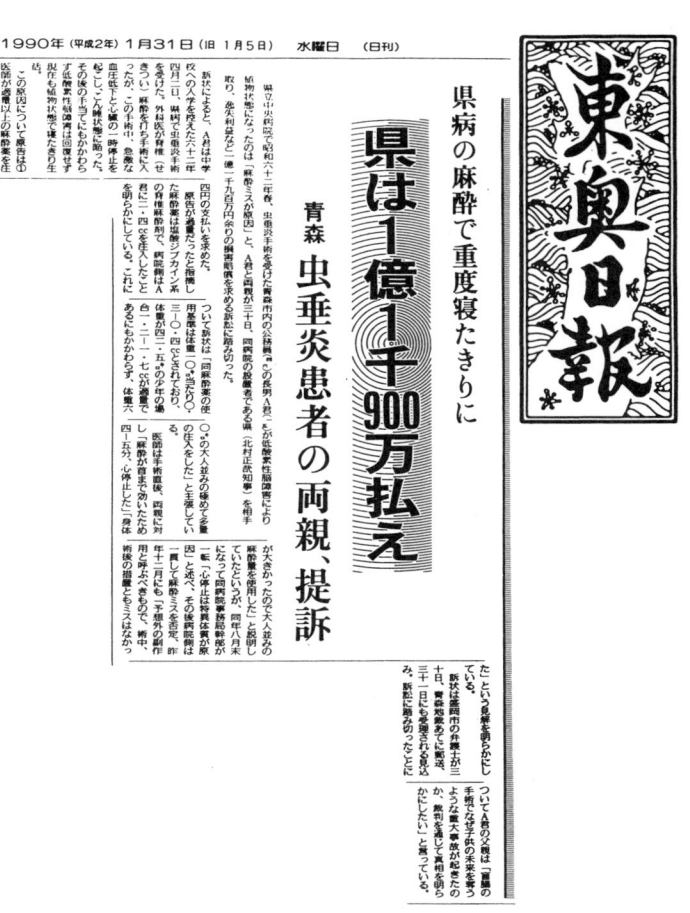

5. サイエンスとアートの狭間で 47

図 1　地元の新聞「東奥日報」に出た医療事故の記事。この麻酔事故は弘前大学医学部麻酔科とは関係がない。

訴訟です。appendectomy の手術で事故が起きました。外科医が脊麻を行ったのです[4]。私の教室から青森県立中央病院に麻酔科医を 7 人派遣しております。しかし昔からの習慣で簡単な手術の脊麻は外科の方で行うことになっております。この事故が起きて以来，麻酔科で脊麻の過半を行うことになりました。人間というのは事故を起こさないと反省しないという，非

常に具合の悪い動物であります。

　このような事故の多発は，何も近年に始まったことではなくて，昔から指摘されてきたことです。多くの方がこのことを忘れているだけなのです。ここに示しましたステファヌスの予言，これだけは記憶していただきたいと思います。ステファヌスという人物については詳しく知られていないのですが，実在の人物です。ビザンチン時代のギリシャ人の医師だということは分かっているのです。その彼が一つの予言を遺しました。それは「医療というのは将来根本的な矛盾に悩むであろう。なぜならば医学の理論は万人共通であり，普遍性をもっている。しかし医学の実践は個人一人一人に対して行われるものであり，理論は必ずしもその個人に当てはまるものではない」というものです。実に見事に真理を喝破しているのであります。とくに医学・医療において理論は多数を対象にして初めて成り立つのです。しかし特定の個人には理論が必ずしも当てはまらないのです。このことが現在忘れられていると思います。この予言は約1400年前の言葉です。最近漸く薬理学の教科書でも，population pharmacology あるいは population pharmacokinetics などという言葉が出てきました。薬理学の教科書を見ていただければわかるのですが，20年前にはそんな言葉はありませんでした。近々10年間の教科書，たとえば Goodman & Gilman の最新版[5]で「これは population pharmacology のデータである」ということが言及されております。これが何を意味しているかといいますと，漸くアメリカあるいは世界の最先端の学者がこのことに気が付いたのだということです。ポピュレーションつまり多数を相手にして初めて平均値としてのデータとなるのです。しかしそのデータはある特定の個人には必ずしも当てはまらないのです。平均値つまり普遍性を求めるため周辺のデータを切り捨てるからであります。このことを是非理解して，頭の片隅に入れておいていただきたいと思います。

　したがって医療の原則の一つは，誰に対しても同じでなければならないという部分と，誰に対しても同じであってはならない部分の二つがあると思います。私がいつも若い人の教育で悩んでいるのは，皆がマニュアルだけを読むということです。同じでなければならない部分を書いてあるのがマニュアルです。ところがいつまで経っても若い人は乳離れしない。トレーニングというのは自分の診る患者さんがマニュアルに書かれている平均的患者からどれだけ離れているかを判断することです。平均値的なあるいは

教科書的な患者というのはいる訳がありません。患者一人一人がみな違うのです。だからこの患者さんは教科書やマニュアルに書かれてある平均値的患者からどれだけ離れているかをいち早く察知して，scientific にそれに対応する治療法あるいは麻酔法，麻酔薬を選択することがトレーニングの本質であります。いつまでも，そしてどんな場合にも単に機械的にマニュアル通りやるというのはナンセンスの極みであります。私はこのことを一生懸命教えていますが，若い人にはよく理解して貰えません。ともすれば「先生，それは scientific ではないと思いますが。」と若い人は言う。すべてをマニュアル通りにやることが scientific だと皆さんは考えているようですが，私に言わせればそれが間違いの元凶の一つです。

　私は医局で若い人とビールを飲みます。同じビールを飲んでも，コップ一杯のビールでほろ酔い機嫌になる人もいれば，ビールを三本飲んで初めてほろ酔い機嫌になる人もいます。皆さんもこのことを日常経験していると思います。だから患者さんだって，一人一人麻酔薬に対する反応に差はあるはずです。アルコールも一種の麻酔薬ですから。

　たとえばハロセンの MAC (minimum alveolar concentration) 0.67 は，population pharmacology で得られた値です。だから MAC の何倍かを吸入させておけば，患者の意識はないはずだというのは，それはあくまでも平均値的な「はず」なのです。このことは大多数の患者を対象にすれば成立します。しかしある特定の患者にたとえば MAC の何倍かを吸入させたら絶対意識がないはずだといってそれを行うのはおかしいのです。事実，私の友人の英国の麻酔科医は 50％の笑気と共にハロセン 1.2％を吸入させて，術中覚醒を経験しております。単純に MAC の 1.5 倍の濃度を吸入させておけば意識はなくなるというものではありません。

　このようなことを考えますと，物理，化学の世界では平均値±偏差の偏差が非常に小さいのです。だから平均値でものを言ってもほぼ正しいと言えます。それでもなお物理，化学の世界でも必ずしもすべてを数式で正確に表現することはできません。あくまでも近似の世界です。だからこそ偏差があるのです。しかし生物の世界では，この偏差が非常に大きいのであります。別な言葉で言えば個人差がすごく大きいということになります。

　少しニュアンスが違いますが，理論が必ずしもある特定の個人には当てはまらない一例を示しましょう。単行本にもなりましたから，先生方もお読みになったと思います。柳田邦男さんの「犠牲 (sacrifice)」という本が

あります[6]。次男の方が精神的なトラブルがあって，多量の睡眠薬を飲んで脳死の状態になりました。移植のため腎臓を提供することになるわけですが，この過程で柳田さんは非常に悩みました。ご承知のように柳田さんは脳死関係の本を多く著している人です。この本に次のような文があります。「しかしいま確実に脳死に陥りつつある息子に対し，何をしてやれるかと考えるとき，私が読んできた脳死論の書物はほとんど役に立たないことに気がついた。なぜならいま自分が何をなすべきかは，息子の人生と私達家族の歴史の文脈の中でしか解答を得られないきわめて個別的な問題であるからだった。」[7]というものです。柳田さんが読んできた「脳死論」は，それはポピュレーションの脳死論であります。柳田さんも納得する一般的なものであった。しかしそのポピュレーションの脳死論は柳田さんの家族の一人には当てはまらないというのです。そのことを考えなければなりません。

　私自身も勉強中ですので，十分に理解していないのですが，サイエンスを考えるときには，その始まりを考えなければなりません。今から約2500年前の文明ですが，一つはギリシャに発生しました。そのギリシャの哲人達が最も悩んだ問題というのは，彼らが生きているこの"世界"はどんな物質で成り立っているのかということでした[8]。そして分析して考え，究極的に微小な物質（アトム）から成り立っていると考えたのです。そこからいわゆるサイエンスが始まったといってもよいと思います。この分析して考えることをテクネ（Techne）と言いました。ですからサイエンスはあくまでも"もの"を分析して考えていくということが御理解いただけると思います。西欧の科学の原点はギリシャの哲人たちが世界は何でできているかということに疑問をもって考えたことから始まったのです。ところが中近東にいた，いわゆる原始キリスト教あるいは原始ユダヤ教の信奉者たちが考えたのは，「世界は誰が作ったのか」ということでした。そして彼らは世界は人間が作ったものではなく，「神が作った」と考えました。ユダヤ教ではヤハウエの神，キリスト教ではエホバの神，イスラム教ではアラーの神が作ったと考えたのです。一方アジアでは，東洋の思想の代表者として，釈迦は，世界は何から成り立っているとか，誰が作ったとかは問題ではなくて，「現にあるもの」だと考えました。現況を素直に肯定しているのです[9]。

　ギリシャの哲人たちの時代から500〜600年経ちますと文明の中心は

ローマに移ります。そしてギリシャ語の「テクネ (Techne)」がラテン語の「アルス (Ars)」と訳されました。改めてギリシャ語の「テクネ」について述べますと「テクネ」は自分たちの経験とか知識から抽象して, 普遍的なものを求めること, 一般化すること, 一般的原則を求めることです。ですから普遍性を求めることが「テクネ」, つまりローマ時代の「アルス」, 英語の「アート」なのです。これがサイエンスの基本なのです。

皆さんは学生時代に, 衛生学あるいは医学概論で教えられたと思いますが, ヒポクラテスの有名な「Vita Brevis, Ars Longa」という言葉があります。この「アルス」は英語の「アート」つまり「芸術」と訳されておりますが, 本来の意味は芸術とは全然違うのです。たとえば英国の文人チョーサーという人が1400年に書いた「フクロウの議会」[10]という本の中に, 次のように引用されております。「The lif so short, the craft so long to learne」。lif (=life), learne (=learn) は中世の英語のスペルです[11]。クラフトというのは抽象する技術という意味で, 一般的な治療の原則という意味で用いられているのです。このことはこの有名な言葉がヒポクラテスの金言集の冒頭におかれていることから一般的なこと, 原則的なことを述べたものであることがお分かりいただけると思います。「人生は短いので, (治療の)原則を学ぶのは難しい」という意味です。一般的な原則を求めるのがテクネとかあるいはクラフトという言葉です。いまクラフトというと, 職人の手仕事を意味しますけれども, 時代によって意味が変わっております。

図2が1631年カンタベリーで出版されたヒポクラテスの金言集です。この本ではギリシャ語とラテン語の両方で書いてあります。医学生はこれを用いて勉強したと思います。

私は悪い癖がありまして, 出来るだけ原史料を購入して, 自分で読まないと気が済まないのです。だから原史料を入手するのに大変時間がかかるし, 経済的負担も大きいのです[12]。サイエンスとアートの問題について, おそらく, 今回は麻酔科の先生方が多いので, 次の言葉をご理解いただくのが良いと思います。ここにGillespieという英国の麻酔科医の著書「Endotracheal Anaesthesia」[13]があります。1941年に出版された世界で最初の気管麻酔に関する単行本であります。この中で彼はサイエンスとアートに言及しています。科学に対する最近の貢献というのは, アートとは反対に, とくに医学の分野で非常に悲劇をもたらした。一生懸命サイエンス,

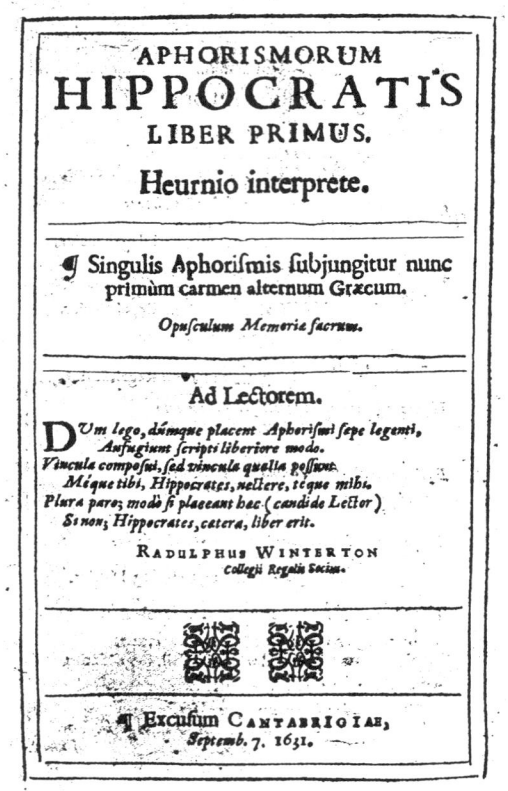

図2 1631年ケンブリッジで出版された
ヒポクラテス金言集

サイエンスと騒いでいる人たちは，contra-indication を忘れて，どんな患者にでも"by rule of sum（丼勘定で）"でサイエンスを当てはめようとする。すべての患者に対して丼勘定でサイエンスを応用するために多くの悲劇が起こったと述べております。"Routine should have no place in medicine"ルーチンに行うことは医学・医療の分野では占める場所がないはずだ，というのは indication とか contra-indication というのは絶対的ではなく，相対的なものだ。適応というのは相対的であり，絶対的適応というものはない。だから"Each case is a problem itself, must be so considered"。

個々の症例自体が問題であり，相対的に考えなければいけないということを指摘しています。今から約60年前に書かれた本ですが，私が抄読会などで紹介すれば「古い」とか「かび臭い」と言われます。しかし最近の教科書でこれほど基本的コンセプトについて言及している本はありません。

　私たちは西洋人の"もの"の考え方を理解する必要があります。私はこれまでに多くの外国の方々に接してきました。その際外国の方に指摘されるのは「お前達は西洋人の"もの"の考え方をよく理解していない」ということです。西洋人のものの考え方の基本は，多くのことを一つの言葉で表現することです。先程申しましたように，ギリシャの「テクネ」とか現代の「サイエンス」というのは分析してその中に普遍性を求めることです。つまり多数のことを一つの言葉で表現することなのです。東洋の考えは，一つの中に多数を認めることです。しかし最近欧米においても，一つの言葉だけではすべてを律することが出来ず，多様性ということが問題になっているのです。だから西洋の考え方だけに傾くのもだめだし，東洋の考え方だけに傾くのもだめであります。

　シュレジンガーは量子力学でノーベル物理学賞を授与されましたが，ロンドンで行った講演の中で「理解できるいちばん際だった実例は熱力学の理論であって，これは純粋な数に帰着される」と述べております。だから極端な話，西洋人は数式で表現できなければ理解できないし，理解させることも出来ないのです。同じく量子力学でノーベル物理学賞をもらったハイゼンベルグの言葉はもっと分かりやすいと思います。西洋人にとって理解することは何であるかというと，「種々様々な多様というものを一般的な簡単なものに帰せしめること。あるいは多数を一つにすることが，理解するあるいはわかったという言葉でわれわれが表すものだ。」と述べております。だから例えばアメリカとの貿易摩擦の交渉でも，彼らは日本に対して数字を示してこうでなければだめだと要求するのです。日本側では「いや何とか前向きに検討します。」などと言っても話し合いは全然決着しません。欧米人が日本人の考え方を理解しない蔭には，彼らのこのような基本的な考え方があるからです。

　これまでくどくど申し上げたことを纏めますと，多くの観察事項または実験から共通的なことを抽象すること，普遍的なことを求めることがサイエンスということになります。さらに分かり易く言うと，平均値を求めることです。だから西欧人は数値で表現しないとものごとを理解できません。

交渉で「前向きにやります」と言っても全然通用しません。

　会場には女性もいますから，差別だといわれるかもしれませんが，例えば「統計というのはビキニの水着のようなもので興味深い多くの点を露わにしながら肝心な部分は隠している。」これは僕が言ったのではなくて，ハーバード大学のパッパースという偉い内科の先生が言っていることです。論文の統計もいいのですが，統計ばかり信用してそればかりでものを言っていると困るし，真実が見えなくなりますよということです。

　病気，あるいは病人を考えた時に，病気は病人の中の一部分であります。病人は"もの"でなくて"人"であります。全体であり，固有のものであります。だから同じ病気の患者への薬の投与にしても，一人一人違うはずです。

　最近の医療界で患者さんから多くのクレームを頂戴している原因は，患者を"もの"として扱っているからです。「それでは困る，もっと私たちを人として扱ってください」という患者からの悲鳴なのです。私たちがそのことにもっと思いを寄せなければならないと思います。外国の情報の表面だけを理解して，進歩という名目で医療を行っているのではないかという深い反省の気持ちが必要だと私は考えています。

　日本の電気生理学のパイオニアで，東京大学の生理学の教授であった橋田邦彦先生は今から60年前に実に素晴らしいことを喝破しました。「科学というのは分析的である，だから分析を離れることはできない。しかし本当は分析し尽くされない全体の物を把握するための分析なのだ。分析というのは分析のための分析でなくて，全体をよく見るために分析するのだ」と。

　橋田先生は第二次世界大戦終戦前に文部大臣を務めており，終戦後連合軍（GHQ）側から戦争の責任者の一人に指名されたのですが，責任を感じて青酸カリを服用して自殺しました。このため先生を低く評価する人がおりますが，しかし橋田先生の考えは啓蒙的であり，その著「碧潭集」，「空月集」[14)15)]に啓発されること大いなるものがあります。

　橋田先生は「もの」と「こと」を厳しく区別し，科学的な知識は物の知識であると言っております。このことを現代風に表現すれば，Molecular biology, Gene biology の研究を行っても，それはあくまでも「もの」として見ているわけです。いわゆる空間としての物です。それに加えて，その存在している意義とかも考える必要があることを，この「碧潭集」，「空月

集」で言及されております。心ある人は是非読んで下さい。おそらく人生観が変わると思います。

科学というのはあくまでも分析的です。したがっていま先生方の頭にあるサイエンスだけでは，いわゆる多くの日本の方々が求めている全人医療というのは絶対無理だというのがわかるはずです。サイエンスないしサイオンティフックに行うというのは部分しか見ないことですから。

東洋では全体を見ることに加えて，個ということを非常に重要視しました。たとえば古いのですが，「法華経」の中に「応病与薬」という言葉があり，また「応機接物」，機に応じて物に接するという言葉もあります。つまり一人一人違うからその対応も違うということです。逆に言うと，一人一人違うという前提に立つものですから，東洋の思想では仲々普遍性を求めるサイエンスが発達しなかったということもこれで理解できると思います。

たとえば一つの中に多様性を認める好例は「一水四見」という仏教で使う言葉で説明しましょう。水という一つのものでも見方が違えば四つの異なったものに見えるということです。たとえば人間にとっての水は，のどの渇きを癒す素晴らしものです。ところが魚にとってはその中で生きていますから，その水の存在さえ意識しない。天女にとっては美しいネックレスのようなもの，しかし鬼にとっては自分の最強の武器である火炎を消してしまう憎むべきものであるというのです。同じものであっても眺める立場が違えば，全く異なったものに見えるのです。このように一つのものの中に多様性があるということが東洋では昔から考えられてきたのです。始めから多様性を認めてきたのですから，その中で普遍性を求める考えが生まれてこなかったのも，理解戴けると思います。

それをまとめていちばんよく表しているのが，この江戸時代の儒者佐藤一斎の言葉「勿執偏害全」（偏に執して，全を損なうことなかれ）です[16]。部分だけを見て，全体を害うことをするなということです。私はこれを卒業試験に出すのです。これで5点分です。一生，この言葉を覚えていてくれたら非常にうれしいのですが。旅客機のパイロットになるための入社試験では，ある一つのことだけに因われて，他を省みない人は不合格です。全体としてどうなっているかを見なければいけないのだそうです。麻酔中に血圧が少し下がっただけで右往左往する人がいます。血圧が下がったって何でもない。それが何が原因で下がったのか，心拍数はどのようになっ

ているのか，心電図上の変化はないのかなど全体を見て対処しないといけない。しかし血圧が下がれば直ぐエフェドリンの注射をする人がいますけれども，それはおかしい。あくまでも全体がどうなっているかを把握することが大切です。

　このような空間的な見方に加えて，もう一つ時間的な見方も大切であります。一番有名なのは，ニュートンが引用した「巨人の肩」という言葉です[17]。万有引力を発見したニュートンは非常に謙遜した言葉を語っておりますが，それは自分が「巨人の肩」に乗ったからより遠くのものを眺めることが出来たというのです。つまり万有引力を発見したのは，先輩たち（巨人）が素晴らしい研究（肩）をしてくれたお蔭であるということです。だから物事を発見したり，ものごとを進歩させるためには，先輩の業績を十分に理解することが必要だということを言っているわけです。

　先輩の業績をきちんと知りなさいというのは，麻酔科の領域でも以前から言われております。英国のSykesという人が1960年に「英国の麻酔科の最初の百年」[18]という本を書きました（図3）。

　その本の献辞にSykesはまず「私の父親を偲んで」と書いております。彼の父親は胆嚢摘出術の手術を受けましたが死亡しました。次に「そして自分の妻の父親を偲んで」と書いてあります。彼もまた術後のトラブルで死んだのです。次のように書いています。「to whom exactly the same tragic things happened」。きわめて簡単な胆嚢摘出術で同じ合併症が起きて死亡したというのです。Sykesはなぜ一回目のトラブルを教訓として反省し，2回目の手術に臨んでくれなかったのか，なぜ同じ誤りを繰り返すかと問いかけているのです。そして最後に，「In the hope that」と，この文章を読んで戴ければ分かるのですが，歴史の研究というのは他人の失敗を教訓とすることを教えています[18]。自分がすべての合併症を経験すれば，確かに一番身につくし，忘れません。しかし自分ですべてを経験することは不可能です。大変なことになります。皆さんの一人一人が三例くらいずつ心停止を経験したら大変なことになるでしょう。"Learning from our own is a slow process"ということになるからです。そんな無駄な時間をかける必要は全くありません。

　しかしこのことは昔のローマ時代から知られておりまして，ラテン語の格諺があります[19]。英語で申し上げると"The best is to become wise by knowing other's risk"リスクと訳しましたけれども，ミステイクと訳して

ESSAYS ON THE FIRST HUNDRED YEARS OF ANÆSTHESIA

by

W. STANLEY SYKES,
M.B.E., M.B., B.Chir. (Cantab.), D.A.

Late Anæsthetist to the General Infirmary at Leeds, to the Hospital for Women and St. James' Hospital, Leeds, to the Leeds Dental Hospital, to the Halifax Royal Infirmary and to the Dewsbury General Hospital.

Volume 1

E. & S. LIVINGSTONE LTD.,
TEVIOT PLACE, EDINBURGH
1960

TO NAN
who pushed me into this labour of Hercules in the first place; and who helped, loved, cherished and over-fed me through the joyous and delightful years of its fulfilment;

AND IN MEMORY OF
MY FATHER
who had a cholecystectomy done by a most skilful surgeon, with all the ritual, panoply, safety and security of modern surgery, . . . and died thereafter.

AND IN MEMORY OF
HER FATHER,
to whom exactly the same tragic thing happened.

In the hope that this work may help indirectly towards safer surgery. For the value of history lies in the fact that we learn by it from the mistakes of others. Learning from our own is a slow process.

図 3　Sykes の本のタイトル頁と献辞

もいいと思います。他人の失敗から学んで賢くなるのが一番良い方法だという意味です。全く Sykes の言と同じことであると思います。

　現在の医療をどのように改めなければならないかを考えますと，三つの事項に纏めることが出来ると思います。第一は安全であること。第二に時間がかからないこと。時間がかからないということは経済性につながります。第三に痛くないこと。これは単に麻酔科的に痛くないのではなく，アメニティーも含めて快適である，不快でないことであります。この三つの事項に集約されると思います。医療に必須のことで，これ以外のものはないと思います。現代の医療に必要なことすべてがこの三つに包含されると思います。

　またまた古いことを申し上げて恐縮ですが，2000 年前にローマで開業していたアスクレピアデスという歴史上の人物がおりました。彼のモットーは「Curare tuto, cereliter et jucunde」です[20]。Curare は筋弛緩薬のキュ

ラーレではなくて，cure の語源の Curare です。治療せよという言葉です。「安全に，素早く，そして快適に治療せよ」という意味です。2000 年前と現在と医療する心は全く変わってないでしょう。一般の人々が医療に対して求めることや思いは 2000 年来何も変わっていないのです。このことからも私は長いスパンでものを考えること，ものを見ることは何も間違いでないと思っています。

　以上三項目を満たすためにどうするかが問題になります。大変難しいのですが，私はまず「医学」を勉強し，次いで「哲学」と「宗教」を勉強し，そして「芸術」，最後に「経済」を勉強すべきと考えております[21)22)]。この必修五科目をマスターすれば，一般の人たちが要求するような医療を提供できると思っています。

　次に詳しく説明します。第一の医学はいいでしょう。これがないと私たちは商売になりません。誤った知識を持って，下手な技術を以って医療を行えば詐欺です。相手を傷つけますと傷害罪です。

　第二の哲学です。カントとかヘーゲルの難しい哲学ではありません。価値観ということです。格好をつけるため哲学という言葉を使っています。私たち医療者がしっかりした価値観を持たなければ，患者の価値観を受け止めることができないのです。きちんとした価値観を持っている者同士が十分に話をして，お互いに納得して医療を行うのがよいということです。最近のインフォームド・コンセントもこのためにあります。従来，患者の価値観を無視して，医師の価値観だけで医療を行ってきたのは困るということです。自分のしっかりした価値観をもっていなければ相手の価値観を理解できず，困るということです。

　第三は宗教ですが，宗教というより「宗教心」と言ったほうが良いかもしれません。私の考えている宗教心というのは，自分の能力や才能というのは非常にちっぽけなものだということを素直に認めることです。いやいや認めるのではなく素直に認めなくてはいけないのです。別の言葉で表現しますと謙虚さを持つこと，それが私の言う宗教です。何でも手術できるのだと，自分の手に負えないような手術を行って，大出血させている先生を時折見かけます。先日ある地方の小児病院の麻酔科の先生と話をした時，「私の病院にもそういう術者がいて困る」と言っていました。

　第四の芸術というのは，この中に人間性（ヒューマニティー）を含みます。芸術は人間性の幅を広げます。芸術は人間だけが持っているものであ

りますから，それを身につけるために，他人とのコミュニケーションをとる必要があります。最近コミュニケーションの欠如ということが問題になっております。その予防のために周囲の人やものに対して理解をもつことは非常に大切だと私は思います。

第五は経済です。これは金を儲けることではないのです。できるだけ安くて，安全で，質の高い医療を患者さんに提供することです。実験を行うにしても，矢鱈に高い試薬を多く使って，挙げ句の果てに何も論文を書かない人がいます。それは困るということです。出来るだけきちんと考えて，安い費用で安全に医療を行ってほしいものです。

この五つの関係を見てみます。とくに私たちは医療の世界に身を置いておりますから，当然中心は医学のことになります。その周辺に哲学と経済と宗教があって，芸術というのはそのすべてを結びつける接着因子です。言うのは簡単ですけれども実践するのは大変難しいことです。私自身では哲学についてはベルグソンの哲学を少し勉強しています。正直言ってよく分かりません。宗教に関しては，いろんな勉強をしていますけれども道元の研究をしています。私の家の宗旨とは全然違う宗派ですが，道元の思想に興味をもっております。芸術に関しては，私は森鴎外の研究をしております。論文を10篇ほど書いております。経済に関してはちっとも金儲けとは無縁であり，そういうことはしておりません。しかしできるだけ安くということで，安全性にもつながる問題がありますから，とくに航空業界のリスクマネジメントの手法を導入して，できるだけ安い費用で安全に医療を行うことを心懸けております。

最近，ある医学教育関係者から，「医師あるいは医学生は科学性，人間性，社会性の三つの条件を満たさなければいけない。だから医育に携わる者は，自らもこの三つの条件を満たし，学生にもそのことを教えるようにすべきである。」との意見が出されました[23]。

この三つの条件と私の必修五科目の関係はどのようになっているのでしょうか。「科学性」は私の主張する医学と哲学と経済を修得すれば良い。「人間性」は哲学と宗教と芸術を勉強すれば身につきます。「社会性」は医学と芸術と経済を勉強すればよい。したがって私の必修五科目を勉強すれば，医学教育の方々の要望にも十分応ずることが出来ると思います。

最後に医療に携わる者に，何が最も大切かというと「信」ということと私は考えております。信頼の「信」です。ものごとをサイエンティフィッ

クに行うにしても，ある程度の自分自身の「自信」というものは必要です。過信ではいけません。私にはこれだけの実績があるということをきちんと，しかし控えめに持っていなければいけないと思います。それは自分自身に対する「信」であります。次に上司，同僚そして部下からの「信」がなければだめです。それがなければチーム医療の中で仕事を続けていくことは出来ません。昨年10月英国に参りまして，私より先輩の先生に尋ねましたが，英国においても「信」が大切であるとの答えでした。

　これは最後から2枚目のスライドです。いま日本の麻酔科の中で私たちがもう少し考えなくてはいけないことがあります。それは私の先輩たちが忘れてきたことですし，私たちもいま気がついていないことです。そしてこれは日本麻酔科学会の会員である私たちが，いま最も考えなければいけないことなのです。スライドに出ているのは，Anesthesiology 誌の第1巻1号の巻頭言であります[24]。Haggard というエール大学の臨床検査部門の部長の文章です。医学，文学，哲学も極めた人です[25,26]。アメリカのいわゆる ASA の前身が American Society of Anesthetists です。1939年の10月12日，ちょうど私の生まれた年，ニューヨークでワールドフェアがありました。その時にこの会の総会が開かれました。この年にこの学会が American Medical Association の1分科会として認められました。学会が1人前になったから，正式なジャーナルを持たなければならないということで，翌1940年にジャーナル Anesthesiology 誌を発行しました。その巻頭言に1939年10月12日に行われた Haggard の特別講演が載っております。Haggard は先程も述べたように麻酔科の医師ではありませんが，麻酔科医のあるべき姿に言及しております。「いままであなた達麻酔科医は一生懸命麻酔科学の研究などに努力した。そのことは認める。しかし社会的な認知を得るためにはもっと別なことを考えなければいけない」と言うのです。

　麻酔科医がそれまで行ってきた重要な仕事は，「どんな麻酔の方法を採用するか」，「どんな麻酔の薬を投与するか」でした。しかしそれでは一般の人たちはもちろん，医学界の中で一人前の立場を築くことは出来ないというのです。社会的な地位を築くためには，「どんな人が麻酔を行うか」が大切であるというのです。このことを考えないならば，麻酔科医としての地位，麻酔科としての社会的地位，医学界における麻酔科学の地位は高まらないというのです。しかしその後のアメリカの麻酔科の状況は，Haggard の希望した通りにはいかなかったわけです。経済性を優先する余りナース

アネステテストを作りました。現在そのことがアメリカの麻酔科学の足を引っ張っていることは，先生方ご承知だと思います。アメリカではすべて経済を優先してものごとを行っていますけれども，経済だけを考えるのではだめになると思います。昨今の教育がなぜ悪いかというと，ただ経済性だけを優先しているからです。そういう意味で「who」ということが大切です。この意味で私の主張する必修五科目は，何も麻酔科医ばかりではなくて，医療チームの一員としても極めて大切なことであると考えています。難しいことです。しかしそれに向かって一生懸命努力しなければ，私たちの輝かしい将来もないと考えております。時間を少し超過して粗末なお話を申し上げましたが，これで私の講演を終わらせていただきたいと思います。どうもご清聴有難うございました。

文　献

1) 著者が1994年（平成6）4月30日，日本大学医学部麻酔科学講座山本亨教授退職記念式典で，特別講演「サイエンスとアートの狭間で」を行ったが，これを聴いて感銘を受けたので，同じ講演をして欲しいという尾原教授から御依頼があった．本講演はその趣旨に添うものである．講演の方向性において同じであるが，しかし内容的に少しく発展があることに御理解を戴きたい．

　　科学と哲学，科学論については極めて多数の著書が刊行されている．しかし臨床医学の分野に直接利するものは少ないといっても過言ではない．著者が最近興味をもって読んだ書冊を3点だけ示しておく．

　　1）窪田輝蔵：科学を計る―ガーフィールドとインパクトファクター．東京，インターメディカル，1996
　　2）桜井邦明：自然科学とは何か―科学の本質を問う―．東京，森北出版，1995
　　3）田近伸和：苦悩する科学．東京，ぶんか社，2000

　　なお1994年の講演は，拙著「医と学と史」．東京，岩波ブックサービスセンター，1996，p 23-38に収めてある．

2) 1999年（平成11）1月下旬の横浜市立大学医学部附属病院での患者取り違え事件以来，全国各地の病院で医療事故が頻発している．

3) 経済面が優先されているのは保健点数の高い手術を多く行えば良いということばかりではない．例えば"麻酔"による死亡事故は現在の日本では10,000例の0.23の頻度であるが，この頻度を半減するためには麻酔科医の教育や各種モニターの設備投資など多額の費用を要する．それだけ多額

の投資をしても救える人数はそんなに多くないから，投資せず，事故に対して補償した方がより安くつくという考えも生まれつつある．

4) 松木明知：脊椎麻酔死．東京，克誠堂，1999，p 132-133
5) 一般的なことは Hardman JG and Limbird LE（eds）：Goodman and Gilman's The Pharmacological Basis of Therapeutics（9 th edition），New York, McGraw-Hill, 1996 の第3章 Alan S Nies and Stephen P Spielberg の"Principles of therapeutics", p 43-62 に記されている．
6) 柳田邦男：犠牲（サクリファイス）．東京，文芸春秋，1995
7) 同上，p 100
8) ブライアン・マギー：知の歴史―ビジュアル版　哲学入門―．東京，BL出版，1999
9) 増谷文雄：仏教概論　増谷文雄著作集　第7巻．東京，角川書店，1981，p 22-32
10) Robinson FN（editor）：The works of Geoffrey Chancer（2 nd edition）．Oxford, Oxford University Press, 1957, p 310
11) Jones の訳では続く文も含めて次のようになっている．Life is short, the Art long, opportunity fleeting, experience treacherous, judgement difficult. Hippocrates（trans. by WHS Jones）Hippocrates Vol IV, London, William Heinemann, 1931, p 99
12) 松木明知編：西洋医学の系譜―「弘前医学」創刊50周年記念稀覯医書展図録―．東京，岩波ブックサービスセンター，1999，p 4-5
13) Gillespie NA：Endotracheal Anaesthesia, Wisconsin, The University of Wisconsin Press, 1941, p 5
14) 橋田邦彦：碧潭集．東京，岩波書店，1934（昭和9）
15) 同上，空月集．東京，岩波書店，1936（昭和11）
16) 佐藤一斉：言志晩録（224）．相良亨，溝口雄三注：佐藤一斉，大塩中斎．日本思想体系（46）．東京，岩波書店，1980，p 142
17) 島尾永康：ニュートン．岩波新書評伝選．東京，岩波書店，1994，p 81-82
18) Sykes WS：Essays on the First Hundred Years of Anaesthesia. Edinburgh, E & S Livingstone, 1960
19) ラテン語では Alieno Sapere Periculo Optimum
20) 川喜田愛郎：近代医学の史的基盤（上）．東京，岩波書店，1977，p 91
21) 松木明知：続麻酔科の周辺．東京，克誠堂，1989，p 38-41
22) 松木明知：医と学と史．東京，岩波ブックサービスセンター，1996，p 41-53
23) 黒川　清，細田瑳一，鈴木章夫，出雲正剛，寺脇　研：座談会「医学教育：

学部教育, 卒後研修, 大学院」10 E―現代の高等教育. 382：7-32, 1996
24) Haggard HW：The place of the anesthetist in American medicine. Anesthesiology 1：1-12, 1940
25) Haggard HW：Devils, Drugs and Doctors. London, William Heinemann, Published Year unknown.
26) ibid：The Lame, the Halt and the Blind. New York, Blue Ribbon Books, 1932

I-6 だれが麻酔を行うのか
—Sir Frederic Hewitt の生涯—

　麻酔科の仕事に限らず，いかなる分野の仕事においても最も肝要なことは安全性と経済性であろう。この両者の一方が欠けては他方が成り立たないのであるが，しかし両者は背反的である。安全性を高めようとすると，どうしても費用を要すること，つまり経済性に乏しいことになり，また経済性を優先させると例外なく安全性が低下する。したがって安全性と経済性の両者が同時に高いレベルで並立することは至難であるが，とくに医療の分野において二者の中，いずれを採るかと求められたら，躊躇することなく安全性を選択するであろう。

　麻酔科においてこの安全性の問題を深く追究したのが英国の Frederic Hewitt（1857-1916）[1]であった。Hewitt は 1857 年に生まれ，ロンドンのマーチャント・テイラー校を経てケンブリッジのクライスト校で自然科学を学び優秀な成績で卒業した。学業のみならずフットボールなどスポーツの分野でも活躍した。次いでロンドンのセント・ジョージ医学校に入学したが，ここでもブラックンベリー賞を受賞した優秀な学生であった。

　卒業後初め内科を専攻したが，収入が少ないことに加えて，網膜の障害による視力に問題があり，麻酔科の仕事を選択することにした。Hewitt の豊富な知識と巧みな技術は多くの術者の需めるところとなり，王立歯科病院，チェアリング・クロス病院の専属麻酔科医となった。

　1888 年彼は "Select methods in the administration of nitrous oxide and ether, a hand book for practioner and student" を上梓した。簡潔，清明で良心的な記述は多くの読者を集めた。Hewitt は視力障害のため著書の上梓には秘書の多大な手助けを要したが，にも拘らずこの書が高く評価された蔭には記述の科学性，簡明性にあるという。

1892年，それまでに経験した800例を基にして，小著"Anaesthetic effects of nitrous oxide and oxygen when administere at ordinary atmospheric pressure with the records of 800 cases"を上梓した。

当時亜酸化窒素は単独で吸入されることが多かったため，しばしばチアノーゼを招き，死亡することも稀ではなかった。亜酸化窒素の安全な投与法を考えて，Hewittは酸素と混じて吸入させることを提唱したのである。

さらに麻酔を行ううえでのエアウエイ，マスクなど多くの麻酔関連の器具を開発した[2)3)]。

Hewittの臨床家としての腕は定評があり，多くの仲間から信頼されたが，それ故に麻酔科医全体の社会的地位も向上する所が大であった。それは偏に麻酔の業務に対するHewittの考え方にあった。すなわち彼は麻酔を受ける患者個人個人の状態と患者が受ける手術の侵襲度を考慮したうえで麻酔法，麻酔薬が選択されるべきと考え，実行したのであった。その結果，麻酔に関連したトラブルの責任はすべて麻酔科医が負うべきであり，それまですべて術者が責任を負ってきたトラブルの責任分担を明確にしたのであった。

このようなHewittの知識，技術そして麻酔科学に対する哲学を凝集して生まれたのが，1893年に出版された不巧の名著"Anaesthetics and their Administration[4)]"であった。19世紀最後から20世紀初頭に現れた最高の麻酔科学書と評されている。麻酔直後の患者管理や医事紛争の章も設けられていることは当時としては画期的なことであった。1901年には改訂第2版が出され，1907年に第3版，1912年に第4版，そして第5版は1922年彼の死後，ロンドン大学の生理学教授AJクラークの加筆とロンドン癌病院の麻酔科医ヘンリー・ロビンソンの編集を得て発行された。

Hewittはその知識，技術の故に術者から高く評価され，1902年にはジョージ六世の虫垂切除術に際して麻酔を担当した。そのため同年Member of the Royal Victorian Orderに列せられ，1911年に爵位を授けられた。

以上述べたような事績の故に，Hewittが卓越していると著者が主張するのではない。Hewittの最大の業績は麻酔科の業務は特別の訓練を受けたものが行うべきであり，英国薬局方中で最も強力な薬物を何も訓練を受けない所謂非麻酔科医とも言うべき素人が投与すべきでないと主張したことである。そして遂に麻酔科の訓練を受けたものだけが麻酔を行うことが

出来るという法案を策定し，医学界を説き伏せて国会に提出する所まで漕ぎ着けたのであった．しかし不幸なことに第一次世界大戦の勃発のため，この法案は最終的には議会を通過するに至らなかった．しかし Hewitt のこの努力のお蔭で，英国における麻酔科に対する他科の医師を含めた一般人の評価が高く，したがって麻酔科医の社会的地位も高いのである．このことは現在英国の医学界における麻酔科医の地位を見れば容易に理解されるであろう．Hewitt は胃癌のため 1916 年没したが，ブライトン市のブライトン・アンド・プレストン墓地の G 674 に葬られている．

　日本の麻酔科や麻酔科医のおかれた立場は，正直に言ってこのような英国の状況に程遠いと言わざるを得ない．麻酔科の誕生の社会的背景や経済性が異なるので一概に断ずるのは困難である．要因の一つは日本が範をアメリカに求めたことが指摘されるが，これは日本としては致し方なかったことであった．1950 年（昭和 25）米国・ニューヨークのロードアイランド病院のサクラッド博士が日本に来て近代麻酔科学の講演を行ってから日本麻酔科学が始まったのである．以来日本からは最近の麻酔科学を求めて，アメリカへ陸続として外科医が留学した．したがって日本の麻酔科がアメリカの麻酔科の圧倒的な影響を受けたことは当然である．アメリカでは経済性が重要視される．そのため一人麻酔科医に監督させて数人の看護婦に麻酔を担当させていることが多い．意識するとしないとに拘らず，アメリカに留学した日本の先達もこのような環境の中で訓練を受けたことは，その後の日本の麻酔科のあり方に無視出来ない影響を与えたことは否定できないと思う．

　しかしアメリカの麻酔科学も草創期には第三者から，将来の麻酔科学のあるべき姿を指摘されている．例えば 1940 年の Anesthesiology 誌の創刊に際して，当時のアメリカの医学界でも一目をおかれていたエール大学の応用生理学研究所の所長ハワード・ハガード[5]は次のように述べている．

　Today the public, by and large, believes that the important decision in anesthesia is what anesthetic they will be given, or possibly what method will be used. When, by propaganda, you have changed this view to one in which the important decision is what man shall give the anesthetic, then the problem of the place of the anesthetist in American medicine will be solved.

ハガードは麻酔法や麻酔薬が重要なのではなくして，だれが麻酔を行うかが極めて大切であると力説しているのである。しかしこの後アメリカの麻酔科医たちの選択は誤っていたのであり，その付けが現在に尾を引いていることは改めて説くまでもないであろう。日本がこの轍を踏まないよう最大の努力をしなければならないし，指導者がこのことに向かって最大限の努力をしなければならない時期に来ていると思う。少なくとも現在指導医の資格を有する者一人一人がこのことを十分に理解して，自分たちの社会的地位を高めるよう，各自が勤務する院内においても，また医学界に対しても，また社会に対しても主張し続ける以外に方法がない。殊に社会に対して麻酔科医と麻酔科の存在意義を声を大にして主張することが肝要である。このためには麻酔科や麻酔科医を巡る周術期の正確な情報を社会に公開することが王道であり，最も効果的であることを強調したい。

文　献

1) Bloomfield J : Pioneers of Modern Anaesthesia, Sir Frederic Hewitt. Br J Anaesth 4 : 116-131, 1926-7
2) Hewitt F : A New Method of Administrating and Economising Nitrous Oxide Gas. Lancet 840-1, 1885（May 5）
3) Hewitt F : An Artificial "Air-Way" for Use during Anaesthetisation. Lancet 490-1, 1908（Feb 15）
4) Robinson H（ed）: Hewitt's Anaesthetics and Their Administration. London, Henry Frowde and Hodder & Stoughton, 1922
5) Haggard HW : The Place of The Anesthetist in American Medicine. Anesthesiology 1 : 1-12, 1940

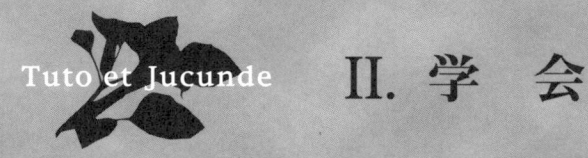

Tuto et Jucunde   II. 学 会

II 1 学会 日本麻酔科学会のあり方に対する私見
―分科会的学会,研究会との会期内開催について―

はじめに

　日本麻酔学会(現在は日本麻酔科学会と改称)が設立[1]されたのは1954年(昭和29)であるから,間もなく半世紀を迎えることになる。学会の創設以来,この分野が著しく進歩発展してきたことは大変喜ぶべきことである。発展してきた証左として,多くの分科会的学会,研究会が誕生したことが指摘されようが,このことも時代の要請を受けたものであり,何の異論を挟む余地はない。

　しかし学会,研究会の数があまりにも多くなれば,そのことによる利益よりも不利益のほうがかえって多くなることも事実である。現在われわれを取り巻く状況は,学会,研究会の急増によって事態は利益よりもむしろ不利益のほうに傾いており,ここ十年近く,特に若い方々を含む多くの麻酔科医からこのことについての不平,不満が訴えられていることも否定できない。

　著者は,現在このような状況を改めるべき時期に来ていると考え,これまでに少なくとも十数人の医育機関の責任者とこの問題を個人的に話題にしたことがある。いずれの方も異口同音に現状を改善すべきであるとする著者の意見に賛意を表していただいた。以下に著者の私見を簡単に記すが,日本麻酔科学会がさらに発展する一助となれば幸いである。なお日本麻酔科学会の学術大会を単に大会と略す。

1. 現在,何が問題なのか

　麻酔科関連の学会,研究会が次々と誕生し,その数が数十に上って問題

化していることは，すでに1988年に宮崎正夫氏[2]が指摘しており，その数は関連学会も含めると50以上である。それから十数年経た現在までに解消，消滅した会は1,2を数えるのみであるから，その数はさらに増加しているはずである。これらの数があまりにも多いと思うのは著者のみではあるまい。多いのは主として学問の発展に原因するのであり，多くて困るのであれば出席しなければよいとする考えもある。しかし生涯教育が義務とされ，専門医の資格を取得，維持し，日進月歩する医療の水準を保つため多くの学会に出席せざるをえない。ところが，多くの学会に出席するとすれば，以下に記すような問題が生ずる。それは結局，時間の問題と経済の問題に帰着すると考えられる。

1）学会，研究会出席のため時間がとれない

年間に出席できる学会，研究会の数は限られている。従来，多くの医育機関では大会を含めて大きな学会の開催中，"麻酔"の受付を中止，ないし，減少させて学会に出席するよう対応しているが，全国的に手術件数が急増している現在，この対応をいつまでも続けることは不可能であろう。学会の増加に伴って学会の役員ないし医育機関の幹部の出席が必然的に多くなり，そのため研修医を含めた若い麻酔科医たちの出席が不可能となる傾向にある。このことがまた，一部の学会，研究会で演題申込みが減少し，しばしば募集期間を延長する傾向を余儀なくされている。

2）経済的負担が多い

学会，研究会出席のためには当然のことながら交通費，宿泊費を要す。公的機関においても，出張旅費を含めた研究費の獲得は年々困難になりつつあり，それだけ自己負担が増加している。私的機関においては状況はもっと厳しいものがあると仄聞している。このような状況であるから，当然，学会出席の回数も抑制される。特に若い人たちは小規模の学会への出席に伴う出費を嫌う傾向にある。このことがまた，学会への無関心に強く連動すると思う。

2．具体的改善案

簡単に記すと，大会の開期中に関連の深い分科会的学会（subspeciality的な学会）や研究会を同時開催することである。同じ会期に開催するのであるが，各々独立したものであることに変わりはない。このようにすると一回の出張で，少なくとも大会を含め2〜3の分科会的学会ないし研究会に

出席は可能であり，個人の経費，時間が大幅に節約できるメリットがある。

また，大会の会長の経費負担も少なくなる。分科会的学会や研究会の規模により，大きな会場を使ってもよいし，小さいものでは70～100人位の室で十分なこともあろう。分科会的学会や研究会の会長は，会場の規模と時間に応じた使用料を払えばよい。そうとすれば，前述したようにそのぶんだけ大会長の経済的負担は減ることになる。もちろん大会の会長は，会場を可能な限り安く提供する必要がある。

さらに従来，大会の中で発表されていた演題は各分科会的学会や，研究会で発表するようにすれば，演題は厳選されることになる。これによって，少なくとも目に余るような学会のためだけの演題提出，学会出席のためだけの演題提出は減少すると予想され，結果的に学会，分科会も含めて質的向上が期待される。

3．この案で問題がないのか

前述した私見でも問題がないわけではない。第1は会場費の問題である。大会の会長は分科会が使用するぶんだけ会場の費用を負担しなくてもよいから，全体の会場費を値下げすることは可能である。分科会の会場費を2～3千円位にすれば，大会と分科会に2つ出席して，合計の会場費が従来の大会の会場費と同じくらいであれば，会員の抵抗はあまりないと思う。ただし，入場者の区別をどのようにするかについて一工夫が必要だと思う。

第2の問題は，単位取得のことである。会場費を払えば，そのぶんだけいくらでも単位を取得できるとすれば，一つの会期の大会だけで相当の単位の取得が可能となる。このため逆に学会への出席が少なくなる可能性がある。したがって，一回の会期中に取得できる単位の上限を設定することが必要であろう。新しい認定制度における単位については現在検討中と聞いているので，この問題についてこれ以上言及しないが，解決が不可能な問題ではない。

第3の問題は分科会的学会などで行われている会長招宴，役員会のことである。これも大会の会長招宴，懇親会，役員会と時間的調整をすれば克服できない問題ではない。また必ずしも大会の懇親会が必要とも思われない。

第4の問題は，大会の会長と分科会の会長の関係である。大会の会長はどうしても自分がすべてを総括する会長であると意識するであろうし，分

科会の会長は自分が大会とは独立した分科会会長であると意識するであろう。

　そもそも会長を務める本来の目的は，その分野に対する自分の哲学を表現することにある。従来，比較的年功序列的に会長が決定されてきた背景には，このことが暗黙の中に会員間で了解されたためである。"哲学"を持つまでにはどうしても長い歳月を要し，そうとすれば必然的に会長はある程度の年輩の人になるからである。

　大会の会長はあくまでも大会の会長であり，会期中に分科会的学会，研究会が開催されたとしても，その価値が少しも減ずるものでないことを理解すれば，何の問題もないと思う。これを自覚してこそ大会の会長たりうると思う。

引用文献
1) 山村秀夫：本邦における麻酔の過去と展望．日本麻酔科学史資料．藤田俊夫，松木明知編．東京，克誠堂出版，1987，pp 1-9
2) 宮崎正夫：論説「学会中毒症」．麻酔 37：1，1988

"Journal of Anesthesia" に関する一私見

　日本麻酔科学会の法人化に伴って，小生は引き続き理事の大役を拝命しているが，これはあくまで2年間の暫定的な措置である。しかし移行措置的理事であるといっても，理事として学会に対して何らかの貢献をしなければならないのは当然である。

　現在，理事会の中では学術委員会に所属している。この委員会の仕事の一つに英文誌 Journal of Anesthesia（以下 JA と略す）に関する事項がある。本来であれば，本稿は JA あるいはニューズレターで論ずべきと考えるが，この問題を JA で議論することが問題であろうし，またニューズレターでは少し長い論考になるので，学会の準機関誌である本誌を借りて私見を述べて見たい。本稿はあくまでも JA の Medline (Index Medicus) への収載を含めたさらなる発展を願って私見を述べているのであり，他に何の意図もないことを予め断っておく。

　JA の衰退が話題になって久しい。その原因として，Medline (Index Medicus) に収載されていないとか，質的に高い論文が少ないとか，査読が厳しすぎるとかなどの理由を仄聞している。仄聞ばかりでなく，過去に編集者であった方，現に編集者である方からも同様な意見を聞いている。しかし本音は Medline に収載されていないため，若い人たちが投稿を嫌うのであろう。現に筆者の教室でも JA に投稿するようにと要請しても余り良い顔はされない。その理由は Medline に収載されていないからだという。

　しかし若い人たちばかりの責任だけでなく，編者にも責任の一端があろう。編者は論文の査読の仕事だけでなく，質的にも量的にも雑誌を良くする義務がある。しかしこれが十分に果たされていなかったと思われる。例えばここ十年間の任意の年について見ると，JA の編者らの施設から出て

いる原著は数篇に過ぎないが，インパクトファクターのある外国誌には数十篇が投稿されていることによってもこのことは了解されるであろう。もちろん筆者はJAの編者の教室の論文はすべてJAへ投稿すべきと言うつもりはない。

JAはこれまで，NIH傘下のLiterature Technical Review Committeeに収載方を申請したが，過去2回不採用になっている。現在第16巻をもって3回目の申請を行う予定としているが，ひたすら成功を祈るばかりである。

このような厳しい状況を作ったのは，われわれ自身つまり日本麻酔科学会会員一人一人であることをこの辺で深く反省しなければならないと思う。確かに個人や教室としての学術的業績を挙げるため，だれでも外国のインパクトファクターの高い雑誌に投稿する。このような投稿を続ければ，JAが衰退するのは当然であろう。質の高い多くの論文を掲載し続けてこそ，Medline収載が可能になると思うが，これまでの実績はそれを満たすだけのものではなかったことになる。

しかし論文の数や質ばかりではなく，JAの誌名そのものも問題があると筆者は考えている。"Journal of Anesthesia"といっても，どこの国の雑誌か明確でない。つまり，今の言葉で言えばアイデンティティがないのである。英国の"Anaesthesia"や米国の"Anesthesiology"，"Anaesthesia and Analgesia"も国名を欠くではないかといわれるかも知れないが，これらの雑誌とは歴史的に見ても比肩すべきでない。創刊時からこの誌名には少し問題があったと仄聞している。このことに関して私は次のようにJAの現編集委員長豊岡教授に一個人として御手紙を差し上げた。これは学術委員の一人としての意見である。

先日の会議で話題になりました英文機関誌の誌名について拙案を申し上げたく存じます。

この問題に関しては小生が用語委員会に所属しておりました時から意見を申し上げてきましたが，時期尚早ということで取り上げられませんでした。

さて現今のJ Anesthesia (JA)の誌名は，identityに欠けている点では，日本の麻酔科医のみならず，欧米の方も同様に考えておられます。これまで20人近くの外国の方に尋ねましたが，遠慮して直接的な表現は避けます

が，答えは同じではっきりしない誌名だと言うのです。グローバルな時代であるからこそ，特色を出す必要がありますが，このままの誌名では歴史的に先行しており，伝統もある Anesthesiology, A & A, Anaesthesia, Br J Anaesth と直ちに肩を並べることは不可能と存じます。

JA が創刊された当時は日本麻酔学会でしたが，現在社団法人化されて学会名も「日本麻酔科学会」と改称されたのですから，この事情と雑誌の内容を変えるのではなく，誌名のみを変更することを当局に明確に伝えれば問題がないと愚考しております。

さて具体的に小生の案を申し上げますと Japanese Journal of Anesthesia and Analgesia（Jpn J Anesth Analg）であります。この中に Journal of Anesthesia という旧誌名をそっくり入れて生かしたこと，形容詞 Japanese を入れて identity をもたせたこと，Analgesia という言葉を付け加えて，現在われわれが行っている医療行為により具体的に近づけたことが，この名称をつけた主な理由です。

Japanese Journal of Anesthesiology は（Jpn J Anesthesiol）は"麻酔"誌の英文名ですので使えません。Jpn J of Anesthesia and Pain Management, Jpn J of Anesthesia and Intensive Care も考慮しましたが，ペインクリニック学会，集中治療医学会が将来英文誌を発行する時に問題となるかも知れませんので避けました。Jpn J of Anesthesia and Perioperative Medicine も考慮してよいと存じますが，これは少し長たらしい感じがします。Acta Anesthesiologica Japonica も考えましたが現代風ではなく，口調も良くありません。

小生の案の Jpn J Anesth Analg は先行する Anesthesia and Analgesia，俗に A & A が広く知られており，覚えやすく，口調上も受け入れやすいと思いますし，Japanese と Journal の二語を加えたため A&A とトラブルを起こすことも避けられるかと存じます。

以上拙案を申し上げましたが，委員会の方でも御検討戴ければ幸甚に存じます。

これに対して早速豊岡教授から御丁重な御返事を頂戴したが，現在第 16 巻をもって Medline 収載を目指して鋭意努力しており，今直ちに誌名を変更することは得策でない旨の内容であった。JA の編集委員会の多数の意見であるから，従うのが当然であるが，21 世紀に入って，より適切な誌名

で出直すべきであったと考えるのは私一人ではないと思う。

　以上述べたことに加えて最後に編集上の実務的なことについても申し上げたい。例えば2001年の15巻，114-6頁に掲載されたJohn W. R. McIntyreの論文"The Ombredanne inhalers in Japan"である。この論文はアルバータ大学麻酔科のMcIntyre教授の遺稿をドイツのJ. Plotz教授が投稿したものである。McIntyre教授は1998年3月交通事故で急逝したが，1990年末以来，毎年筆者の大学の客員教授として来日され，この遺稿も来日中の研究の一端である。

　しかしPlotz教授の前文の中で小生の名前はProf. Akito Matsukiになっているし，引用された文献の人名も誤っている。査読した編集者が実務の担当者を通じて一言小生に連絡すれば，このような誤りを犯すことはなかったと思う。現在出版の実務に当たっているSpringer社は編集に不熱心であると聞いているが，上に述べた誤りもそのような不熱心さから出たのかも知れない。

　いずれにせよ，JAがMedlineに収載されることを期待し，併せて「麻酔」誌編者の一人として自戒としたい。

II-3 50年の差

　去る3月中旬英国の The Royal College of Anaesthetists（正確には英国王立麻酔科医会と記すべきであろうが，英国王立麻酔科学会と記せばわれわれには最も分かりやすい）の式典に出席するため，ロンドンを訪れた。小生が College の Fellow に推薦されたので，その証書授与式に出席するためであった。3月14日午後2時から授与式があり，約2時間で終了した。その翌日3月15日の夜5時から同学会の第52回の晩餐会が The Plaisterers Hall で行われた。このホールは数百年の歴史を誇り，名前で示唆されるように室内の壁（漆喰）の装飾が泡に見事な大ホールであった。会長の Strunin 教授以下 The Royal College の役員の方々約200人が出席した盛大な晩餐会であった。

　席上 Strunin 会長は今回新たに Fellow に推薦された小生を含む4名をスライドによって紹介し，それに引き続いてこれまでの会長の任にあたった3年間を省みて，今後 College がなすべきことの最重要課題は教育であると強調した。

　ヨーロッパの多くの国でそうであったように，英国でも職人たちは自分たちのギルド的な団体を作った。医師たちの団体は学問や教育を追究する目的を持つようになって College と称した。College がある程度充実すると，国王から勅許が与えられ，"Royal" という形容詞が College に付いて，The Royal College と称することが出来る。このようにして The Royal College of Physicians が認められたのが1851年，The Royal College of Surgeons が認められたのが1800年であるから，各々百数十年から二百年の歴史を有することになる。これに比較すれば The Royal College of Anaesthetists の歴史は浅い。以前は The Royal College of Surgeons の

一部として麻酔科の分科会 (Faculty of Anaesthetists) があった。この時の Fellow は Fellow of the Faculty of Anaesthetics of The Royal College of Surgeons で F. F. A. R. C. S. と称した。その後一度改められて，最終的に 1991 年にエリザベス女王から勅許が得られて，現在の The Royal College of Anaesthetists となり，従ってその Fellow は F. F. A. R. C. S. ではなく F. R. C. A. と称するのである。

パーティの席上，The Royal College of Surgeons の代表として出席した会長の B. Jackson 教授は，The Royal College of Anaesthetists の歴史は The Royal College of Surgeons の歴史に比較すれば大変若いが，一歩一歩着実な歩みを続けていくことが，会の今後の発展に最も好ましいと述べた。たしかに The Royal College of Surgeons の 200 年に比較すれば，The Royal College of Anaesthetists の歴史はわずか 52 年と短い。ひたすら地道な努力を続けること以外に王道のないことを B. Jackson 教授は述べ，そして麻酔科の会を激励したのである。

日本においても，麻酔科の存在が未だ十分に広く認知されていない傾向がある。日本で麻酔学会が設立されたのは 1954 年 (昭和 29) であり，今年 2000 年に 47 回の学術大会を迎えた。私は 20 年程前から「内科」，「外科」に相当する語は「麻酔科」であって「麻酔」でなく，従って「外科学」，「内科学」に相当する語は「麻酔科学」であり，それ故に「日本麻酔学会」は誤りであり，「日本麻酔科学会」と称すべきことを主張してきた。「日本内科学会」，「日本外科学会」，「日本眼科学会」などの名称を見れば，「日本麻酔科学会」を正しいとする私の主張が妥当であることが理解されるであろう。そしてこの 2000 年 4 月初旬「日本麻酔学会」の理事会，評議員会，そして総会において私の主張が認められ，4 月 9 日に「日本麻酔学会」から「日本麻酔科学会」と改称され，法人化に向けての定款にも「日本麻酔科学会」の名称が正式に採用されることになった。

英国の The Royal College of Anaesthetists の創立と日本麻酔科学会の創立の差は表面的にはわずか 5 年しかない。正しい名称が今年誕生したことを，名詮自性つまり名は体を表すという言葉通りに解釈すれば，「日本麻酔科学会」は今年誕生したのであり，両学会の歴史には正に 50 年の差があると言っても過言ではない。

(2000 年 4 月 8 日　日本麻酔科学会の名称が正式に認められた日に，東京にて)

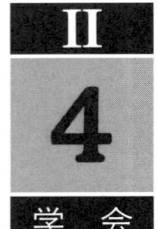

II-4 "麻酔の日"の制定を

　日本麻酔科学会の目的のひとつは「麻酔科」「麻酔科医」を社会にもっと衆知させることであろう。われわれは一般の市民が「麻酔科」「麻酔科医」について知らないといって嘆いているが，麻酔科医はそのための努力をこれまで怠ってきたのではないかというのが私の率直な意見である。われわれ一人一人がこのことを意識して行動を起こすべき時期に来ていると思う。

　私は，このための具体案として「麻酔の日」を制定することを提唱したい。本学会の広報委員会でも以前にこのことが話題になったと仄聞しているが，詳しいことは知らない。筆者は本年4月21日に開かれた理事会でも提唱し，全体として賛意を得たが，具体的な案を決定するまでには至らなかった。同様な試みは米国ですでに3月30日を Doctor's Day と制定しており，この3月30日はジョージア州アーテンスでクロフォード・ロングがエーテル麻酔を世界で最初に施行した日を記念したものである。しかし Doctor's Day という抽象的な名称になったため，この日の意義は年々薄れているという。英国の The Royal College of Anaesthetists は，今年から5月25日を National Anaesthesia Day として全国的に麻酔科を大々的に宣伝することになった。何故この日を麻酔の日に制定したかについては問い合わせ中である。

　私は日本の"麻酔の日"として10月13日が適切であると考えている。このような記念すべき日を制定するためには，その日に重要な事実が発生したという歴史的事実に基づく必要があるが，紀州の華岡青洲が麻沸散による最初の全身麻酔下の手術を敢行したのは1804年（文化元）10月13日である。もちろん旧暦と新暦の差はあるが，旧暦の日をそのまま用いるの

は慣例であるから，10月13日のままでよい。華岡青洲は有吉佐和子の小説「華岡青洲の妻」によって多くの人々に知られ，日本外科学会も100周年を記念して華岡青洲の記念切手の発行を企画して実現した。"麻酔の日"の制定は時宜を得た企画と考えられ，少なくとも21世紀最初の年から活動できるように本年中の制定を望むものである。

文　献

松木明知：華岡青洲を巡る諸問題，麻酔科学のパイオニアたち．東京，克誠堂出版，1983, pp 30〜32

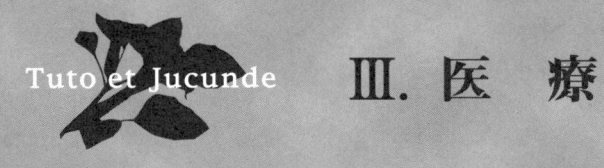

Tuto et Jucunde　Ⅲ. 医 療

1 良い医療のために
―麻酔・手術・輸血―

　医学や医療について考えたり，実行する時には7つの視点から観るという多視点的観方が必要ではないかと思う。その7つの視点とは，1）Gene (molecule)，2）Cell，3）Tissue，4）Organ，5）Body，6）Family，7）Societyである。医学，医療の始まりは，西洋においてはHippocratesと言われるが，彼は疾病に関しては観察を十分に行った上で人間全体を視野に入れていた。この人間全体を視野に入れるという状態がしばらく続いたが，ルネッサンスの影響を受けて科学的思考が医学，医療の分野に浸透するようになると，視野は狭くなり，人間全体を観るという見方から人体の部分を観る見方へと変化していった。

　近世の医学はAndreas Vesalius（1514〜1564）が1543年に俗にFabrica（Fabricaとは構造の意）と称される大冊の解剖学書を出版した時に始まるが，この著では人体の各部の構造が緻密なしかも芸術の香りの高い図と共に論じられており，それまでの幼稚な全骨格の図譜から脱却して現在の解剖学から論じても決して色あせるものではない程の人体各部の図が描かれている。科学としての医学の出発点であるが，同時に視野が狭くなって行く出発点でもある。

　それより約一世紀後の1628年にイギリスのWilliam Harvey（1578〜1657）[2]は血液循環の原理を発見し，器官としての心臓の機能を論理的に記述した。これからさらに約130年後の1761年にイタリアのGiovanni Battista Morgagni（1682〜1771）[3]は700例の剖検の結果から「病気の座と原因」と称する一書を公刊し，疾病診断や予後には器官や組織の病理的変化を知ることが必要であるとした。1802年フランスのMarie F. X. Bichat（1771〜1802）は組織の重要性を示し，1858年にRudolf L. K.

Virchow（1821〜1902）[5]はかの有名な「細胞病理学」を上梓して，細胞病理学を打ち立て疾病の原因が器官，組織よりも細胞にあることを提唱した。それから100年後の1953年にJames Watson（1928〜）ら[6]はDNAの二重ラセンモデルを発表し，現代の分子生物学，遺伝子医学の端緒を開いた。このように見てくると，時の経過と共にわれわれの視野がbodyからorganへ，organからtissueへ，tissueからcellへ，そしてcellからgeneへと細分化されて微視的になって来たことがよく分かる。

　分析という手段を用いて科学は進歩する。そのため必然的に視野が狭くなっていくのである。微視的になるにつれ従来不明とされたメカニズムはより分かるようになるが，その一方視野が狭くなっていくため，却ってものの全体が見えなくなってしまう。科学は全体を評価する言葉を持たないといわれるのもこのためである。全体が見えなくなるばかりでない。

　医療に関する限り，視野が微視的となり，観る対象が人格のある患者であることを忘れて，単なる物体と誤解する。このような影響を知らず知らず蒙って，最近患者のデータだけを見て，患者の顔も見ない，話も聞かない，そして脈も取らない医師が増えたという訴えをよく耳にする。病気を治して，患者を治さず，患者を人として扱わず，「もの」として無機的に冷たく扱うという苦情が，巷に満ちている背後には，上に述べたような歴史的な背景があるのである。西洋ではしばしば「ヒポクラテスに帰れ」と言われるが，これは患者を人格のある一人の人間として見る大切さを教えているからである。現在の日本においても，いかに視野狭窄を来し，誤った"科学観"に汚染されているか実例を示そう。

　数年前西日本のある病院で，医療ミスがあった。肺臓の手術患者と肝臓の手術患者を取り違えたものであった。もちろん既に両患者の体にはメスが入れられていた。この場合少なくとも一患者に対して2〜3人の外科医が関係しているはずである。そうすると総計4〜6人の外科医たちの関心は，病気の座である特定の臓器や組織のみに集まって，患者個人を全く考慮していなかったということになる。これだけならまだ良い。全身麻酔を行った少なくとも二人の麻酔科医も自分たちの患者がどこが具合が悪く，何の手術をどのように受けるかも考えずに機械的に全身麻酔を行っていたことになる。さらにである。少なくとも2人の患者についた4人の看護婦たちも自分たちの受け持つ患者のどこが悪いのかも考えていなかったことになる。カルテを取り違えたばかりでない。これほど恐ろしいことがあろうか。

表 1　医療人の必修五科目

1．医学（医療）…生命をまもるため
2．哲学……………選択するため，価値観を持つため
3．宗教（心）……死を直視し，自分の限界を知るため
4．芸術……………他人を理解するため
5．経済……………能率よく仕事し，他人に迷惑をかけないため

　これほどに医療関係者が，患者のことが頭になく，唯々ものとしての「臓器」や「組織」のことだけしか念頭にないのである。

　安全で，秀れた医療を行うためには，もちろん Gene biology に基づいた科学的な研究，科学的な思考が不可欠であるが，それに加えて，病める一人の人間としての患者を考えることもまたそれに劣らず重要と私は考えている。とくに生や死に直面したときには患者とその家族のことが大きな問題となり，このことは現在大きな社会的問題にまで発展しているという意味で，前述した5つの視点に加えて，family と society の視点が重要であると私は主張するのである。

　さて以上7つの視点でものを観るためにはどうしたら良いかというと私は表1に示すように五科目の勉強が必要であることをここ10年来提唱している[7〜11]。

　第1の医学はわれわれが医学，医療の世界で糧を得ているから当然のことで，医学，医療に関する知と術がバランスよく取れていなければならない。第2の哲学はカントの哲学とかヘーゲルの哲学とかの難しい哲学のことでない。あることを選択するためには自分の哲学を持っていなければならないということである。これは価値観を持つことと表現しても差し支えない。ものごとを選択する基準といってもよい。例えば胃癌一つに対しても多くの治療法が存在する。どの治療法をどのように組み合わせるかを患者の価値観をも十分に考慮し，納得してもらってから治療を進めなければならない。自分の価値観を持たなければ，他人の価値観を理解できるはずがない。分からないから自分の価値観だけでものを決めようとする。これは従来の医療の考え方である。だから informed consent が必要になるのである。第3は宗教であるが，これは特定の宗教，特定の宗派を指すものではない。もっと正確に表現すれば宗教心といった方が良い。この宗教心とは自分の力の限界を素直に認めることである。いやいや認めることではな

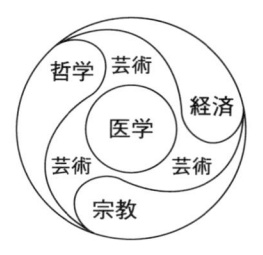

図 1　必修 5 科目の関係

い。宗教とは自分の小ささ，謙虚さを教えるものである。科学のみを真実と信ずるものはややもすれば自分の力が無限であると過信する。この科学万能主義がこれまで多くの悲惨な状態を招いてきたことは例をあげるまでもないであろう。この意味で宗教（心）は人間の力に限界のあることを教え，科学は人間の力の大きさを教えるものである。謙虚さを教えるのが宗教心である。第 4 の芸術は，人間性を示すものである。他の動物が有しない人間の特徴は火を使うこと，言葉を用いることなどである。それを纏めると芸術となる。芸術を解することがその人間性の幅と深みを増すばかりでなく，他人を理解する上に極めて有用である。最後の第 5 は経済である。これは金を儲けることではない。不要な薬を多く用い，医療の収入をあげることではない。医療をいかに安く，安全に提供出来るかを考えるとき，経済の概念がなければならない。無駄を省いてコストを下げるのもこの考えによる。公害を出さないように努力することも長い目で見れば経済の問題である。単に収入を増すため，いかに不必要で過剰な医療が行われているかは，医療の現場にいる人なら直ちに了解するであろう。以上の 5 つの関係は図 1 のようになる。

　もう一つ付け加えなければならないことがある。最近はマニュアルばやりで何でもかんでもマニュアルでなければならないし，これが科学的であると思われているが，一面馬鹿げたことである。医療にはだれに対しても同じに行わなければならない部分とだれに対しても同じに行ってはいけない部分がある。前者に対してはマニュアルが有効であるが，後者に対してはマニュアルは無力であり有害である。これは患者が皆"金太郎アメ"のように同じではなく，一人一人異なっているためであり，家族との関係もまた一人一人全く異なるからである。当然対応は異なるはずである。今か

AND IN MEMORY OF
MY FATHER
Who had a cholecystectomy done by a most skilful
surgeon, with all the ritual, panoply, safety and security
of modern surgery, …and died thereafter.
AND IN MEMORY OF
HER FATHER,
To whom exactly the same tragic thing happened.

図 2 Sykes の著書の献辞

ら1400年も前にギリシャの医師ステファヌス[12]は「大衆を対象とする時成立する医学の理論は，ある特定の個人に対しては必ずしも成立しない」と喝破していることを考えるだけでも，このことがお分かり戴けると思う。

「医療はあくまで科学的でなければならない」として私のこの考えに反対する人もいよう。しかし次の示した例にその人はどのように返答出来るであろうか。冠動脈バイパス手術は，開発されてから30年経っており，最早「科学」として確立された手術法である。しかし米国の一流病院における術後早期の死亡率は0～20％に分布しているという。このことは取りもなおさず，少なくとも冠動脈バイパス手術は純然たる科学にはなりえず，アート（術）の世界の部分が大きいことを如実に物語っている。

さて必修五科目の最も肝心な第一番目の医学，医療がどのようになっているかを適切に知る必要がある。そのためには二つの方法，手段があり，第一は医学を外から観る客観的な医学史という手段であり，第二は医学を内側から観る主観的な医哲学という手段である。私は客観的な医学史の方法を取った。ここで出会ったのが英国の麻酔科医で医史学者のSykesという人の著書[13]である。この本の扉に献辞が記されており，第1は妻に対する謝辞で，第2番目に「父を偲んで」，第3番目に「妻の父を偲んで」とある（図2）。父に続いて奥さんの父親も同じ胆嚢摘出術という悲劇で死亡した。tragedyとあるから事故で死んだことになる。これらの献辞に引き続いて著者のSykesはこの本を執筆した理由を"In the hope that this work may help indirectly towards safer surgery. For the value of history lies in the fact that we learn by it from the mistakes of others. Learning from our own is a slow process."と記している。分かりやすくいうと「歴史というのは前車の戒めであり，戒めを知れば早くものを覚える。」というのであ

表 2 Matsuki's Seven Rules

Monitor your patient adequately.
Assure of your drugs and equipments.
Titrate your patient.
Stick to your patient.
Understand your machine and ventilator.
Keep contact with your surgeon.
Inform of your patient to your boss.

表 3 Matsuki's Seven Rules, Continued

Make sure of your orders.
Acquaint yourself with your drugs.
Take your expectation out.
Seek for possible mishaps.
Use your hands as sensors.
Keep on watching your patient.
Integrate your information.

る。
　医療に対して人々が求めるものは第一に安全性である。英国と日本では種々の点において異なるのであるから，私は日本の医療における安全性の確立を目的として，過去の日本においてどんなトラブルが生じているか調べることにした。明治初期から昭和50年までに日本で発行された10数万冊の雑誌を渉猟して，その中から合併症，医療事故などの記事を抄出して，その原因を分類し，それから予防策を作った[14]。Matsuki's Seven Rules である(表2, 3)。これは私の専門である麻酔科学を中心にしているが，他科でも問題なく通用する。各項目の頭文字を取ると私の姓になる。このためにMATSUKIのルールというのである。最初のSeven Rulesは研修医向けであり，専門医になってからも当然この考えを必要とするので続篇を作った。例えば続 Matsuki's Seven Rules の最初の Make sure of your orders とは，指示を出しても，それが指示通り実行されていないことが多いことを指摘したものである。薬の間違い，投与量の間違い，投与法の間違い(静注と筋注など)，投与時間の間違い，患者の間違いなど，日常茶飯

事のように指示の間違いが生じている。これを皆無にせよということである。最後の Integrate your information とは近視眼的にならず，病人を一個の人間として考えよ，自分の考えばかりでなく，他人・先輩の意見をも聞き入れよ，自分の利益ばかりでなく，全体の利益をも考慮せよということである。

科学的とは多くの事象の中から共通する普遍的なことを抽出する作業であるとも言う。そうとすれば，明治初年から昭和50年(1975)に至る約100年間の12万冊という雑誌から抽出した私の Seven Rules は科学的であると称しても著しく事実と隔ってはいないと思っている。このルールを十分に理解して適切に守ると，医療のトラブルの99％は予防できると断言出来る。個々のトラブルには上記2つの Seven Rules で対応できるが，その根底をなすコンセプトも必要である。私はそれを戦後の医事訴訟の判例の中から抽出して3つの因子に纏めた。この3つの因子とは，1）必然性，2）妥当性，3）適時性である。1）の必然性とは，ある医療行為が必要にして不可欠であったか，2）の妥当性とは不可欠であったとしてもそれが適切に行われたか否か，3）の適時性とは，妥当であったとしても，適切な時期に行われているかの3点である。いかなる医療行為についても上記の条件が満たされていなければならない。

私の専門は麻酔科学であるから，麻酔の安全性の向上に全力を尽くしてプロポフォール，フェンタニール，ケタミン（PFK）という静脈麻酔薬，麻薬を用いて，吸入麻酔薬を全く用いない全静脈麻酔（Total intravenous anesthesia）を開発し，これまで10,000例を超す症例に応用し，好成績を挙げてきた。詳しくはわれわれの教室から出した著書[15)16)]に詳述してあるが，従来の方法と比較して，麻酔の最終利用者，end user としての患者の利益，吸入麻酔薬が手術室内，回復室内にまき散らされるという公害のないこと，経済的に安いなどの幾多の利点がある。この PFK 法の安全性は筋ジストロフィーの患者に行っても血中 CPK 値は全く安定しており[17)]，83,000 g という超大量出血を見た22時間にわたる手術例[18)]に応用しても，肺機能は全く障害されなかったことでも証明されよう。

周術期における安全性に関して，当然麻酔管理も重要であるが，輸血も大きな問題となる。サイクロスポリンなどの秀れた免疫抑制剤が開発されなかった1970年代前半は腎移植の生着率を上げるため術前輸血を行っていた。輸血は免疫能を低下させることが経験的に知られていたのであるが，

逆に悪性腫瘍患者に輸血を行うと再発率が高くなることは当然予想される。私はこのことに注目して可能な限り輸血をせず，手術直前に自家血を採取し，それを後に還血とする方法を1976〜1977年にかけて試みたが，学内の有力な教授の反対に遭って断念せざるを得なかった。同じ麻酔科の中にも私の考えに積極的に賛成する人間はいなかった。もちろん私は免疫能ばかりを考慮したのではなく，当時 non A，non B 肝炎といわれた現在言うところのC型肝炎など感染症をも配慮したものであった。
　輸血が免疫能を低下させ，結果的に悪性腫瘍の再発率が高くなるという私の考えには，何らデータがないと反論されたが，私にはデータがある。学内のある科の，ある特定のグループが行った手術の中で，私自身が同じ麻酔法で麻酔を行った11人の患者手術経過を調べてみると，11人の中周術期に輸血を受けている10人は術後2年6カ月以内に死亡し，輸血を受けなかった1人のみが術後10年以上生存した。これを見ても周術期の輸血は決して有利なものではないことが分かる。
　自己輸血といっても，貯血式と希釈式があるが，われわれは希釈式を採用している。貯血式ではエリスロポイエチンを使用することもあり，さらに折角採血したのに使用せず，廃棄する輸血も多く，不経済だからである。さらに他人の血液と間違うこともある。われわれの行っている希釈式では採取した血液を捨てることはない。採血した場所から持ち出すことはないから他人に輸血するトラブルも皆無である。採血する部位として，胸部，腹部の手術では内頸静脈，頭頸部の手術時には大腿静脈に16ゲージのカテーテルを挿入して採血に供している。
　カテーテルの挿入に際しても，種々の合併症に注意して行う。研修医が無造作に穿刺すると重大なトラブルを招く。場合によっては橈骨動脈ラインから脱血することもある。予定出血量，体重，全身状態を考慮し，通常600〜1,000 ml を採血する。同時に低分子デキストラン製剤を500〜1,000 ml，ラクテート・リンゲル液を1,000〜1,500 ml 輸液する。われわれの行っている全静脈（PFK 法）麻酔では収縮期血圧は低下しにくいので，採血に困ったことはない。1997年1月から5月までわれわれの麻酔科で管理した1,000例の手術について調べて見たが，心大血管手術の35例を除いて，希釈式自己輸血（回収式併用も一部含む）を行ったものは50例，輸血を行ったのが40例で，残りの910例は全く輸血を行っていない。輸血を行った40例の中，術前から輸血を行って手術室に入った例が8例あり，残りの19例

は大出血に伴って輸血したものである。他の13例は輸血が不要ではなかったかと思われる例である。手術患者における輸血率は4％であるが，心大血管手術を考慮すると約5％位になる。心臓の手術でも希釈式回収式併用輸血を行っており，その割合は心臓手術患者の40〜50％であり，将来さらに増えると思われる。

最近はエイズに加えて，新しい型の肝炎が知られるようになっている。このように考えると，感染症，GVHD症の再発，輸血の副作用は決して無視できず，可能ならば無輸血で周術期をしのぎたいものであり，それは医療のend userとしての患者に対するわれわれのサービスであろう。そのためには，われわれはもっと医療の本質的なことを知る必要がある。

文 献

1) Vesalius, A.：De humani corporis fabrica, libri Septem. Basilleae I, Oporini, 1543.
2) Harvey, W.：Exercitatio anatomica de motu cordis et sanguinis in animalibus. Francofurti, G. Fitzeri, 1628.
3) Morgagni, G. B.：De sedibus, et causis morborum per anatomen indagatis libri quinque. Venetiis, Remondiniana, 1761.
4) Bichat, M. F. X.：Anatomie generale, Paris, Brosson, Gabon et Cie, 1802.
5) Virchow, R. L. K.：Die Cellularpathologie in ihrer Begrundung auf physiologische und pathologische Gewebelehre. Berlin, A. Hirschwald, 1858.
6) Watson, J. D. and Crick, F. H. C.：Molecular structure of nucleic acids. A structure for deoxyribose nucleic acid. Nature, 171：737-738, 1953.
7) 松木明知：麻酔科の周辺．東京，克誠堂，1987．
8) 松木明知：続麻酔科の周辺．東京，克誠堂，1989．
9) 松木明知：麻酔科の側面．東京，克誠堂，1993．
10) 松木明知：学と術の周辺．東京，克誠堂，1996．
11) 松木明知：学と術と史．東京，岩波ブックサービスセンター，1996．
12) 文献10) のp.84.
13) Sykes, W. S.：Essays on the First Hundred Years of Anaesthesia. E& S Livingstone, Edinburgh, 1960.
14) 松木明知編：日本麻酔科学史資料 (6)〜(11), 東京, 克誠堂, 1992-1998.
15) 松木明知, 石原弘規, 坂井哲博編：完全静脈麻酔の臨床—DFKによる5000

例の臨床から―．東京，克誠堂，1997．
16) 松木明知，石原弘規：プロポフォールを中心とする全静脈麻酔の臨床．東京，克誠堂，1997．
17) 文献16）の p. 165．
18) 文献16）の p. 198．

III 2 衆の医療から個の医療へ

　21世紀を目前にして，医学界を含むあらゆる分野に大きな変革の波が押し寄せている。医学，生物学の領域では，1953年のWatson, CrickらによるDNAの二重ラセン構造の発見以来，これが大きな波となって押し寄せている。最近のinformation technologyが，この波の振幅をより大きくし，周期を短くしていることは先刻承知のことと思う。

　このような状況の中で，DNA関連の研究が進歩しているが，その最も顕著な例がヒトゲノム解析であり，ほぼ最終段階にきている。このヒトゲノムの解析によって医療界にも大きな光明が見えてくると思われるが，その1つは個の医学，個の医療が可能になることであろう。

　古来，東洋とくに中国や日本では個を重視してきた。「応病与薬」や「応機説法」とかの概念である。このため多数例の中の共通項に注目しなかったし，平均値の概念も生まれなかった。一方，西欧ではアリストテレスの時代から共通項つまり普遍的なことを求めることがテクネ（ギリシャ語），つまりアルス（ラテン語）であるとされ，普遍性を求めることが後にサイエンスの重要な課題となった。

　しかし，現実の臨床の場で1人の患者を目の前にした場合，薬剤投与1つを取っても，果たしてこの患者に教科書に記されている普遍的な薬剤量を与えてよいか否か迷う。最近の若い医師はマニュアルを盲信しているので，何のためらいもなくマニュアル通りの投与量を与えてしまう。私はこれを平均値の医療，衆の医療と称している。最も肝要なことは，この患者が教科書に記されている平均値的患者からどれくらい偏位しているかであり，その偏位の度合によって投薬の質と量が決定されなければならない。これが個の医療である。

従来の多くの医学論文は，例えば pharmacokinetics 1 つをとっても，多数例の平均値のみを重視し記述してきた。このことも重要であるが，医療の場合は個々の患者への対応がより重要であり，平均値が必ずしも有用であるとは限らない。最近の文献では population pharmacology という用語を散見するが，この意味を使用し始めたことは，漸く欧米の研究者も個の重要性を意識し始めたことを示唆する。本誌にも紹介されている Mac-Gregor らの研究で，dopamine を体重当たり一定量持続投与してもその血中濃度には個人差が甚だしく，10～75 倍の較差が認められるという。健康成人でこれほど異なるのであり，まして区々の病態を有する患者ではどのようになっているのかの詳細なデータはない。

　個を重視することは，対象の多様性を認めることにもなる。現代のキーワード diversity は，正にこのことを意味する。全身麻酔の統一的メカニズムについてこれまで莫大な研究がされてきたが，ことはそんなに単純でない。これを物語るのが de Sousa らの吸入麻酔薬 isoflurane と xenon についての論文であり，同じ吸入麻酔薬でも作用部位が大きく異なる。Yamakura らは ketamine が NMDA　receptor の他に Ach　receptor の beta-subunit を制御するとし，Célèrier らは rat の実験で fentanyl 投与後の hyperalgesia を ketamine 前投与は制御するという。Ketamine は開発の歴史は古いが，今なお活発に研究されている点は注目される。

　インターネットの普及により必要な文献を容易に入手することが可能となったが，それだけ文献を粗末に扱い，表面的に理解している気がしてならない。文献に読まれるのではなくて，文献を読みこなすことが必要である。自戒の意を込めて巻頭言としたい。

3 痛みとその治療
―その歩みと最近の知見―

はじめに

　外来患者の中で何らかの痛みを主訴とする人の割合は60～70%にも達するという。このことからも医療における痛みの問題は大変重要であるといわなければならない。そのために痛みを単に警告反応の1つとして、また一症状として受け取らずに、全身管理の一環として、最近流行の言葉で表現すれば、全人的に把握することが要求される。

医療に対する考え方[1～5]

　全人的医療を行うためには、まず治療者が医療に対する確固とした哲学を持っていなければならない。
　医療とは病める人間ができるだけ速やかに健康を取り戻して社会に復帰できるように支援することであり、内科医は内科学的手段を用いて、外科医は外科学的手段を用いて、また麻酔科医は麻酔科学的手段を用いてこの目的に向かって努力することである。
　しかし近年の臓器医療という言葉に代表されるように身体の部分にしか関心を寄せない医師や医療関係者があり、そのために医療事故が発生しているのではないかと考えている。
　科学は分析という手段をとるため、科学が進歩すると、その視野がだんだんと狭小化する。ヒポクラテスの時代、全身が最大の関心事であったが、しかしルネッサンス期を経て科学的思考が萌芽し始め、1628年にイギリスのウイリアム・ハーヴェイが血流循環の原理を発表して臓器としての心臓が注目を集めた。それから約100年後の18世紀中頃にイタリアのヨハン・

バプティスタ・モルガニは病気の座として器官，組織の重要性を説いた。その約100年後にドイツのルドルフ・ウィルヒョウは細胞病理学を提唱して疾病における細胞の重要性を説き，さらにその100年後の1953年にワトソンとクリックらは，DNAの二重らせん構造を発表して現代の分子生物学を切り拓いた。こうしてみると，医学，医療は常に細分化の方向に向かって進歩していることが理解されるが，それ故に前述したように，病人を一個の人間として全人的に観る態度が失われ，現代の医療が"無機質的"，"冷徹"また"人の気持を全く考えない"などと評される事態を招くようになった。

Matsuki's Seven Rules

私はものごとをよく理解するため，そして部分ばかりでなく全体を観るための1つの手段として医史学の手法を採用している。明治初年以来100年間に日本で発行された医学雑誌のほとんどに目を通し，その中から私の専門である麻酔科学に関連する文献を選び出し，医療事故を予防するルールを作った。それがMATSUKI'S SEVEN RULESであり，それから発展して医療人の必修5科目，医療の3原則を提唱した。そして本邦においては医療遂行上最も大切なことは"信"であることを主張している。

痛みのあゆみ

さて西洋においては痛みは理解しがたいものであるとの考えが支配的で，ローマ時代の医師であったガレヌス（ガレンともいう）は，痛みがどんなものであるかを他人に伝えるのは不可能と記している。この考えが以降千数百年の間西欧を支配した。

ミルトンの失楽園にも痛みは罪悪の中で最大のものであるとし，今日の学会の基礎を築いたフランシス・ベーコンも医師の使命は健康を管理するばかりでなく，痛みを取り除くことであるとしている。このように人類は何とかしてこの痛みという苦しみから逃れようと努力してきたが，その成功の第一歩は全身麻酔法の発見であった。今から150年前のことである。この全身麻酔法の発見は，単に痛みの問題の解決の方向を示しただけでなく，動物に麻酔を行って無痛下に動物実験を行うことを可能にし，そのため生理学が1850年代から大きく進歩した。

しかし肝心の痛みが何であるかについては依然として不明である。国際

疼痛学会の定義でも「組織損傷が起こった時，あるいは起こりそうな時に生じる感覚的および感情的な不快な体験」とある。このように痛みは不明な点が多く，従来の欧米の外科系の教科書でも痛みについての記述は全体のわずか 0.25％しかなく，医学生たちが痛みについて殆ど理解していない一原因になっている。その反省にたって最近 10 年間には痛みについての専門誌が欧米において大幅に増えている。

最近の痛みの治療

さて私たちの麻酔科のペインクリニックで行っている痛みの治療の代表的なものについて紹介する。患者数が多いのは帯状疱疹後の神経痛がある。従来これに対して硬膜外ブロック療法，レーザー治療などを行っているが，治療に抵抗する難治例が多い。これに対してわれわれはステロイドのクモ膜下腔注入療法を行っている。これはまだ正式に認められていない方法であるが，100 例に近い症例で極めて成績がよい。

頭頸部の痛みを訴える各種の疾患に対して星状神経節ブロックが普及してきた。麻酔科以外の医師も行っているようであるが，時として致命的合併症を起こす。このためレーザー光線の照射，近赤外線の照射と併用し，合併症の予防に努めている。

静脈麻酔薬のケタミンは臨床で使用されている唯一の NMDA レセプターの遮断薬である。いわゆる各種のニューロパシックペインに対してケタミンの点滴静注療法を行って良い成績が得られている。これはニューロパシックペインの機序における NMDA レセプターの大きな関与を示唆するもので，臨床的にも大きな関心が寄せられている。

悪性腫瘍によるいわゆる末期疼痛対策も麻酔科ペインクリニックの大きな仕事である。麻酔科としては，まず患者とその家族からどのような治療を望んでいるのかについて十分に意見を言ってもらい，主治医，看護婦などとも綿密な連絡をとって治療に当たっている。各個人の人生観，価値観はそれぞれ異なるので，個々に対応した治療が必要であり，マニュアル的なワンパターン的な治療を行うことは慎むべきであると考える。緩和治療の充実が望まれるところである。

津軽と阿片

ここで津軽と阿片の関係について少し歴史的に触れてみたい。末期疼痛

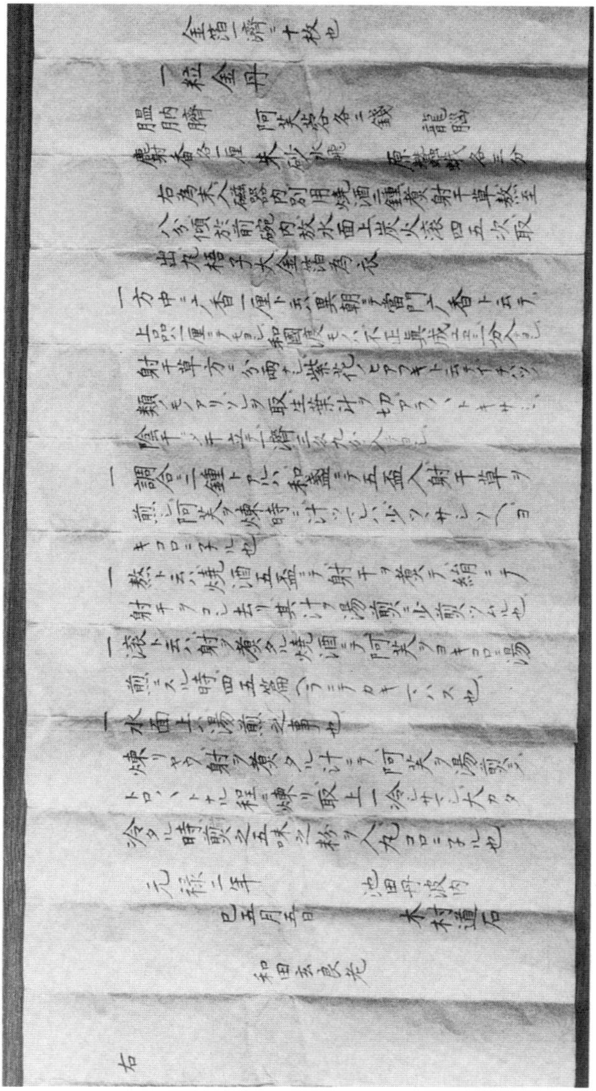
一粒金丹

元禄二年
巳五月五日
池田丹波内
木村道石
和田玄良老

図 1　備前池田侯の藩医木村道石が元禄2年（1689）に津軽藩医和田玄良に与えた一粒金丹の製法に関する秘伝書

に対しては主に麻薬が使用されている．モルヒネ，コデインなどは阿片から精製されるが，その阿片はケシから採取される．日本におけるケシの栽培についてこの津軽地方が最も古い歴史を有する．ヨーロッパ，中近東が原産とされているケシが何故日本の本州の最北の地に渡来したかは依然として謎である．明治末年辺りまで伝えられた伝聞によれば，ケシが足利義満の時代に天竺から直接津軽に渡来したという．江戸初期以降の全国諸藩の薬園における薬草について詳細に調べてもケシの栽培の事実はない．このような事実と江戸中期以降大阪地方では阿片を津軽と称したこと，さらに前述した室町時代に天竺から直接渡来したという言い伝えを総合して考えると，応永19年(1412)に若狭に来航した南蛮船の乗組員がケシの花を携えており，それを北前船の船乗りがもらい受けて，津軽地方に持ち込んだものと推察される．そうでなければ津軽が日本で最も古いケシ栽培地である謎は解けない．

したがって最初津軽では単にケシが美しい花であるため観賞用として植えられたものであり，ずっと後の1680年代の貞享・元禄年間になってケシから阿片が採取でき，一粒金丹の成分になるという情報が伝えられてから，津軽藩が専制的に栽培し，ある限られた藩医にのみその製造を許可した(図1)．この厳しい制限が津軽で200年以上もケシを栽培したが，一人も麻薬中毒患者が発生しなかったと思われる理由であろう．

文　献
1) 松木明知：麻酔科の周辺．克誠堂，東京，1987
2) 松木明知：続麻酔科の周辺．克誠堂，東京，1989
3) 松木明知：麻酔科の側面．克誠堂，東京，1993
4) 松木明知：学と術の周辺．克誠堂，東京，1996
5) 松木明知：医と学と史．岩波ブックサービスセンター，東京，1996

III 4 医療 日本における脊椎麻酔死

はじめに

　コンピュータを基礎にしたテクノロジーがこれほど進歩発展を遂げている時代に医療事故が多発している。このことは現在われわれが行っている日常の医療行為の中で，何か非常に大切なことが欠如していることを示唆すると思われる。

　著者はその欠如しているものの1つが，過去の失敗を無視して何の反省もせず，そのために次から次へと過失を繰り返す構図と考え，このことが先進諸国の中ではとくに日本において顕著に認められることを指摘したい。日本人は過去のことを水に流し，きれいさっぱり忘れてしまう「禊」の習性，習慣を持つ[1]。この千数百年の長きにわたる風習が医療事故の多発を招いている大きな遠因でもある。

　このような状況が医療において，顕著に認められるのが脊椎麻酔（以下脊麻）による事故である。1947年10月13日英国のチェスターフィールド・ロイヤル・ホスピタルで，同じ日に，同じ麻酔科医による脊麻による下半身麻痺の事故が起きた[2]。3例続けて起きたらしいが，1人は腹膜炎により数日の中に死亡したので，一応事故が起きたのは2例とされている。この事件以来，英国では脊麻が極めて慎重に行われ，ある地方ではほとんど行われなくなった。当然裁判が行われたが，当時のオックスフォード大学のRobert Macintosh教授の証言によって，注入された局麻薬の中にフェノールが混入したために麻痺が起こったとするフェノール説が採用され，医師に過失はないとされた。当時局麻薬のアンプルの表面をフェノール液中に滲漬して消毒していたのである。アンプルにかすかなキズがあればそ

こからフェノールがアンプルの中に入るというのである[2,3]。しかしその後約50年振りにフェノール説は否定され，注射筒，注射針の消毒に用いられた"酸"が麻痺の原因とされた[4,5]。

いずれにせよ，外国ではある事故に対して，それを忘れることなく執拗に原因究明がなされるが，このような例は日本では稀有であろう。

1. 日本における脊麻の草創[6-8]

1898年ドイツ，キール大学のAugust Bier（1861〜1949）はコカインによる脊麻法を行った。もっともこれより先，1885年にニューヨークのLeonard Corning（1855〜1923）が脊麻法を発見したといわれているが，偶然薬液がくも膜下腔に入ったものであり，真の意味での脊麻のパイオニアはAugust Bierである。しかしBierは脊麻後の頭痛などで脊麻を断念したが，フランスのTheodore Tuffier（1857〜1929），ドイツのArthur Läwenなどにより普及し始めた。当然のことながら，1899年に発表されたBierの脊麻の論文[9]は日本にも伝えられ，1900年に名古屋の北川乙次郎と金沢の東良平が各々独立して脊麻を行った。これが日本で最初の脊麻である。翌1901年（明治34）の第3回日本外科学会で北川は1900〜1901年にかけて行ったコカイン，オイカインを用いた6例の脊麻について発表した。中でも注目すべきはこの中の2例は疼痛除去のため，モルヒネが用いられていることで，いわゆるくも膜下腔モルヒネ投与の世界で最初の事例である。東は30人程に行って嘔吐が見られたのは1人であったという[10]。

このようにして脊麻は徐々に日本で普及していく。当時多くは低比重液が用いられ，このために多くのトラブルが発生したが，それよりも嘔吐，頭痛，髄膜炎などの発生が注目された。クロロフォルムを中心とする全身麻酔による重篤な合併症が決して少なくなかったので，徐々に脊麻が普及していったが，大病院で脊麻を熱心に研究した医師たちが脊麻を行っている限り，死亡などの重篤な合併症が少なかったと思われる。

脊麻上最も問題になったのは麻酔高の調節であった。低比重液を用いても，必ずしも低比重液であるとは限らないため，確実に高比重液にして手術台の傾斜を調節する方法が採用されるようになった。

低比重液を用いて頭部を低くしたものの，麻酔高が上昇して呼吸麻痺に陥った経験を有する名古屋大学の斎藤眞[11]は5％食塩水，または10％ぶどう糖を溶媒として用いる脊麻を開発提唱した。今なお日本で広く用いられ

ているペルカミンSを用いた方法である。このSは斎藤のSと高比重を意味するschwerのSである。しかし1950年(昭和25)斎藤が急逝したため，この高比重液を用いた脊麻法のエッセンス，つまり麻酔高が上がりすぎないように頭部を挙上する意味が，外科医やそのほかの術者に十分浸透しなかった。そのために以降高比重液を用いた脊麻による事故死が多発して現在に至っているのである。

2．欧米における脊椎麻酔死

欧米においても同じような脊麻普及の歴史があり，事故も起きた。例えば1940年代の後半，米国においては脊麻が簡単，容易，人手も要らないという理由で急速に普及したが，その結果事故の山を築いた。事故調査委員会が調べてみると，脊麻が容易に行われた（easeと記されている）ことが事故死多発の原因であった[12]。以来患者を綿密に観察し，適切なモニターを装着して合併症を早期に発見し，対処することが必須とされ，それが実行されている。したがって，現行の欧米の教科書には脊麻による死亡についてはほとんど言及されていない。

3．日本における脊椎麻酔死

1) 1926年（昭和1）～1945年（昭和20）

1900年(明治33)の日本で最初の脊麻施行以来，明治年間(1901～1912)，大正年間（1912～1926）には脊麻による死亡例は医学雑誌に披見されない。実際には事故が発生したものと容易に想像されるが，実態は不明である。このことは脊麻を行って幸いにも死亡を免れた4例の経験を持つ近森[13]が原因究明の研究を行っていることでも容易に想像されるであろう。彼はウサギを用いた実験を行い，脊麻に伴って生ずる脳脊髄液圧の変化をもって呼吸麻痺の原因とした。もちろん現在の知見からすれば近森の見解は誤りであるが，脊麻による死亡についての本格的な研究の嚆矢である。

同じくこの年1926年（大正15，昭和1）に慶応大学産婦人科の大淵[14]は脊麻死2例を報告した。したがってこれが現在文献上知り得る日本最初の脊麻死である。第1例は30歳の女性で，両側卵巣嚢腫の診断で手術を施行した。$L_{3,4}$間からトロパコカイン0.06g(5%溶液1.2mlと思われる。低比重液—松木注)を注入し，骨盤高位とした。3分50秒後に手術台を水平位に戻して手術を開始したが，その時すでに呼吸は停止していた。ロベリン，

カンフルなどを投与して蘇生に努めたが死亡した。第2例は45歳の女性で子宮癌の診断で，子宮摘出術を予定した。第1例と同様にトロパコカイン0.06gを注入したが，間もなく呼吸は停止，心拍も停止した。カンフル注射，人工呼吸を行った結果，1時間後には心拍は再開し，自発呼吸も出現したが，意識の回復を見ないまま，4日後に死亡した。大淵によれば同教室では8年間同じ方法を取ってきたが，事故は今回が初めてであり，原因は不明であるとしている。1930年(昭和5)慶応大学の深町ら[15]は，病院開設以来10年間の本院，関連病院での脊麻死を8例報告したが，その中の2例は上述の大淵[14]の例であった。千葉大の瀬尾[16]は大腿骨折患者にトロパコカイン1.0mlを坐位で注入し，心停止となり，26時間後に死亡した1例を報告している。このような状況が1945年(昭和20)まで続くが，文献上1926年(昭和1)から1945年(昭和20)までの20年間に少なくとも38例の脊麻死が知られる。

1940年(昭和15)～1943(昭和18)頃，当時脊麻死のメカニズムの1つとして，局麻薬が頭側に上行して呼吸麻痺を起こすのではないかとの説が唱えられたが，これに強固に反対する意見もあった。果たしてどちらの意見が本当なのか，数人の死刑囚を対象にした実験が行われたという。すなわち大槽部で穿刺して，局麻薬を注入し投与量と死亡との関係を追究した人体実験であった。しかしその詳細は全く謎につつまれたままである。

2) 1946年(昭和21)～1955年(昭和30)

1947年(昭和22)，高比重液ペルカミンSによる脊麻を提唱した斎藤眞[17]は，脊麻によって死亡するのは呼吸麻痺であると正しい見解を述べている。そして頭部を十分に挙上することが大切であるとした。しかし斎藤が1950年(昭和25)1月に急逝したため，斎藤の主張するところの脊麻のエッセンスが無視されたまま，ペルカミンSによる脊麻が普及していった。このことがその後約半世紀にわたる日本における脊麻事故の真の原因であると思う。

この期には23例の脊麻死の報告があり，局麻薬としてはペルカミンS，ヌペルカインが大半であった。脊麻死の原因も研究され，藤森正雄[18]は「最新麻酔学」の中で，脊麻死の原因は①呼吸麻痺，②心臓血管障害，③化膿性脳膜炎の3つが指摘されるとした。当時のこの考えは概ね正しいが，一方くも膜下腔に投与された局麻薬が吸収されて局麻中毒となり，それが脊麻死の原因とする考えも強かった。

1953年（昭和28）東京の有名な私立病院の前田外科で，死亡事故が起きて新聞紙上にも大きく取り上げられたため，日本医師会が音頭を取って脊麻についての協議会が開かれた[19]。当時の名だたる医師例えば榊原亨，林久恵，長洲光太郎，清水健太郎らが出席したが，局麻薬中の不純物によるとの考えが未だ根強かった。千葉大の中山恒明は，脊麻でトラブルが起こるのは薬液注入後0〜15分であるから，それから手術をすべきであると述べている。

3）1956年（昭和31）〜1965年（昭和40）

この期には文献上少なくとも23例の脊麻死が披見される。少なくない例が低比重液を用いた事例であった。脊麻死が関心を集め，全国的規模で調査も行われるようになった。この期には脊麻死の原因が循環不全の面から研究されるようになった。つまり脊麻によって末梢血管に血液が貯留し，心臓へ帰る血液が不足し，ショックに至るという考えであった。

東京逓信病院外科の北原[20]は，高位脊麻になって呼吸抑制と循環不全を招くとしているが，正しい見解である。なおこの期に脊麻死の患者の髄液の局麻薬の定性，定量的研究が行われるようになったが，事故発生から数日を経た死体において，局麻薬の証明は困難であった。

4）1966年（昭和41）〜1975（昭和50）

1966年に日本法医学会の薬物事故死の調査研究が発表された[21]。実際に発生した年度は1960年からの5年間であるが，一応この期に入れておく。剖検289例中脊麻死は50例である。そして剖検の結果の大半を胸腺リンパ体質としていることは注目すべきである。この期における死亡例は少なくとも24例披見される。

この期においても脊麻死の原因について議論があり，胸腺リンパ体質はやはり無視できないとしている。帝切時の脊麻の事故では supine hypotensive syndrome が原因の本態であるとされた。

東北大学の赤石[22]は，いわゆる低比重液が必ずしも低比重にはなりえないことを力説し，このため1970年（昭和45）7月末日をもって，日本では低比重液の生産が中止され，これ以降それまで発生していた低比重液を用いた脊麻時の事故が激減することになった。

5）1976年（昭和51）〜1985年（昭和60）

この期に発表された脊麻死は少なくとも80例を数える。各研究者，学会の調査の母集団が重複しているので正確な数字は分からないが，恐らくこ

の倍の160例は下らないと思う。

　この期は意図的全脊椎麻酔が多数行われるようになり，呼吸管理さえしっかり行えば，麻酔高がいくら高くなってもほとんど問題がないことが明らかになった。また鈴木[23]は17000例の脊麻を行っても死亡例は皆無であり，脊麻中の患者管理の重要性を指摘している。また脊麻死が多数を数えたので，日本医師会により脊麻の座談会[24]が開催されたが，北里大学の田中は，脊麻死の死因を呼吸不全，循環不全，その他の麻酔関連薬の併用，アナフィラキシー，くも膜下出血の5つに分類し，患者の監視とモニターが重要であるとし，併せて思春期の患者に事故死が多いことを指摘した。

　6）1986年（昭和61）〜1999年（平成11）

　この期に心停止例を含めると，脊麻の事故は少なくとも26例の報告がある。大半が麻酔科医が管理した症例であったため，異常の発見も早く，大半が蘇生に成功している。

　この期は思春期患者で麻酔高が異常に上昇することが指摘され，これに関する報告も多く見られるようになったが，そのメカニズムについては成人に比べて思春期の患者の脊柱が平坦化し，そのために高比重液が頭側に移動しやすくなるというものである[25]。しかしこれのみでは若年者患者の異常な麻酔高を説明しえないと思う。

4．医事紛争における脊麻事故

　脊麻による事故が裁判で争われるようになったのは大体1965年（昭和40）以降である。それまでは事故が起きても，"不可抗力であった，異常体質であった"との一言で片づけられていた。

　手許の資料で見る限り，係争中も含めて34の事例がある。15歳以下の若年者の事例は21例（62％）と過半数を占め，手術としては虫垂切除術が大部分である。事故が起きてから最終決着がつくまでは通常4〜6年であるが，上告され最高裁まで行った例は22年を要している。それまで医師を無責とする判決が多かったが，1974年（昭和49）辺りを境にして医師を有責とする傾向が顕著になり，中には和解で解決が企てられるケースが増えている。

5．若年者の脊麻における麻酔高のメカニズム

　思春期を含めた若年者において，脊麻時に麻酔高が異常に上昇するメカ

ニズムは種々論じられてきた。これはとくに高比重液を用いた時に顕著であり，等比重に近い高比重液や等比重液を用いた時にはその程度は軽減する。脊髄液の循環動態については，例えば plateau wave の存在など，未だ解決を見ていない現象が多く，今後の詳細な研究に期待するところが大である。

著者としてはこれまで全く無視されてきた脊髄中心管の働きも関係しているのではないかと推定しているが，まだ推定の域を出ない。

結　語

日本に脊椎麻酔が導入されて以来，約1世紀が経った。そして最初の脊麻死が発生して以来70年余が経っている。この70年間という長い年月の間，連綿として脊麻事故による死亡が起こり続けていることは，大変悲しむべき事態である。このような状態は先進諸国の中では日本だけであろう。

欧米では脊麻もほとんど麻酔科医によって行われるのに反し，日本では大半が外科医，産婦人科医など術者によって行われてきたという二重構造が原因である。ほとんどの術者にとって手術そのものが目的であり，脊麻を単なる手段としか考えていない。このことはほとんど全ての報告された事故例において，患者を観察せず，監視もしていなかったという事実によって証明されよう。脊麻を単なる手段としか考えなかった術者の意識の持ち方が問われるべきであろう。

医療の真の目的は病める人間を可能な限り，疾病から解放して健康を回復させ，出来ればより以上の健康になって社会にそして家庭に帰るようにすることである。内科医は内科的手段を用いて，外科医は外科的手段を用いて，産婦人科医は産婦人科的手段を用いて医療を行い，患者の cure と care を行うのである。もし脊麻を含めた麻酔を単なる手段とするならば，手術も単なる手段に過ぎない。

そのメカニズムはまだ正確には知り得ないが，脊麻を行うと，とくに若年者において麻酔高が成人に比べてより上昇し，そのために呼吸抑制，循環抑制がくることは，これまでの幾多の事例で明らかであり，適切な監視を行えば，これらの重篤な合併症はほとんど予防可能であることを銘記すべきであり，このことを麻酔科医のみならず，脊麻を施行する医師たちがより一層認識すべきであると思う。

本稿を草するに当たって，多くの方々の御協力を戴いた。紙数の関係で

省略するが，詳しくは拙著「日本における脊椎麻酔死―安全な脊椎麻酔と事故の予防のために―」(東京，克誠堂出版，2001年)の中で述べているので，御笑覧願う次第である．

参考文献
1) 鎌田東二編著：神道用語の基礎知識(角川選書 301)．東京，角川書店，1999，p 258-259
2) Cope RW：The Wooley and Roe Case：Wooley and Roe vs the Ministry of Health and Others. Anaesthesia 9：249-270, 1954
3) 松木明知，藤田俊夫編：日本麻酔科学史資料(13)―Dr Sakrad と日本の麻酔科学―．東京，克誠堂出版，1989, p 131-132
4) Maltby JR：The Wooley and Roe case. Anaesthesia 46：426, 1991
5) Hutter CDD：The Wooley and Roe case―A Reassessment―. Anaesthesia 45：859-864, 1990
6) Lee JA, Atkinson RS (Watt MJ eds)：Sir Robert Macintosh's Lumbar Puncture and Spinal Analgesia (5 th edition), Edinburgh, Churchill-Livingstone, 1985, 4-37
7) 松木明知監訳：麻酔の歴史―150年の軌跡―(改訂版)．東京，克誠堂，1999，p 163-168
8) 松木明知編：日本麻酔科学史資料 (4)―日本における脊椎麻酔・硬膜外麻酔の歴史―．東京，克誠堂出版，1990
9) Bier A：Versuche über Cocainisierung des Ruckenmarkes. Deutsche Zeitschrift für Chirurgie 51：361-369, 1899
10) 松木明知編：日本麻酔科学史資料 (4)―日本における脊椎麻酔・硬膜外麻酔の歴史―．東京，克誠堂出版，1990, p 9-11
11) 松木明知編：日本麻酔科学史資料 (4)―日本における脊椎麻酔・硬膜外麻酔の歴史―．東京，克誠堂出版，1990, p 40-42
12) Green BA：Obstetrics Anesthesia. A critical appraisal of spinal analgesia and anesthesia for obstetrics. New York State J Med 49：1527-1530, 1949
13) 近森正基：腰髄麻酔死ノ原因ニ関スル新考察．朝鮮医学会雑誌 69：921-924, 1926
14) 大淵三雄：最近遭遇セル腰髄麻酔死ノ二例．臨床産婦人科 1：33-38, 1926
15) 深町朗安，戸野原健児，雨宮白：腰髄麻酔死ノ剖検例 (附妊娠末期ニ於ケル腰髄麻酔法ノ可否ニ就キテ)．臨床産婦人科 7：125-135, 1932
16) 瀬尾貞信：脊髄麻酔に因る急性心臓麻痺と心臓内アドレナリン注射．臨床

医学 18：65-77，1930
17) 斎藤　眞：麻酔死に就いて（其二）腰椎麻痺法，脊髄麻痺法に於ける中毒及び死亡．手術 1：71-74，1947
18) 藤森正雄，小林正札：局所麻酔合併症（福田保，荒木千里，清水健太郎：最新麻酔学）．東京，医学書院，1951，457-458
19) 腰椎麻酔についての協議会：外科の領域 1：63-76，1953
20) 北原哲夫：脊麻ショックの救急処置．診療 42：1955-1963，1960
21) 松倉豊法：薬物ショック死剖検例について―日本法医学会課題調査―．日本医師会雑誌 56：213-235，1966
22) 赤石　英，押田茂美：注射による医療事故(5)腰椎麻酔．医学のあゆみ 68：34-35，1975
23) 鈴木　太：麻酔事故はなぜ起こるのか．モダンメディシン 12：31-34，1983
24) 佐野正人，八十島信之助，島田信勝，他：脊椎麻酔中の事故，特に脊麻死をめぐって．日本医師会雑誌 90：409-432，1983
25) 平林由広：思春期患者及び妊婦における脊椎麻酔の拡がり．日本臨床麻酔学会誌 19：188-194，1999

III 5 医療
Sir William Osler の "And Hospital"
―大学病院のあるべき姿―

　2001年6月～7月にかけ弘前大学医学部図書館の展示室でSir William Osler展が開かれたが，会期中700余人が訪れたという。予想以上の訪問者数であった。展示内容はOslerの研究者として名高い聖路加病院名誉院長日野原博士から拝借したパネルと私が過去30年間収集したOslerによる著書や関連した図書を展示した。しばしば誤解されることであるが，展示は何も私の収集した図書や資料を見せるために行っているのではなく，展示を一つの契機として近代医学教育の祖といわれるSir William Oslerや医学教育，さらには図書などについて関心を持って戴きたいというのが私の本心であり，コンピュータの画面ばかりが大切ではないことも悟って欲しいと考えているからである。

　この展示を記念して半世紀の間，絶版になっていたOslerの金言集を岩波出版サービスセンターから復刻した。700部の限定版である。Oslerの弟子であったRobert Bennett Bean (1874～1944) がOslerの回診時などに教えられた言葉を記し，併せてOslerの著書から珠玉の言葉を集めたノートをBeanの息子のWilliam Bennett Bean (1909～1989) が編集したものである。1950年にニューヨークのHenry Schuman社から出版されたが，1960年に再版が出されたものの約40年間絶版となっていた。Sir William Oslerの関係の図書を収集中，この本を入手した時，ポケットサイズであるにも拘らず，装幀もさることながら，中に記されている数々のOslerの金言に感激し，手軽なこともあって旅行中持ち歩き熟読している。自分が悩んだ時，困難なことに突き当たった時，Sir William Oslerならどのように考えるだろうかと考えて本書を繙くことにしているのである。

　今回偶然，教室の関連病院の問題で少し考えているが，Oslerが病院をど

のように考えているか頁をめくって見た。もっとも Osler は生涯の殆どを大学病院という大きい組織の中で過ごしたのであるから，彼の考えている病院とは大学病院のことであるということを了解して欲しい。

金言集の第 53 番目に「And Hospital そして病院」というのがある。下に拙訳を示しておく。

私が常日頃かくあるべきと考えている（大学）病院の姿とは次のような所である。

1．市街に住む貧しい病める者の避難の場所

2．現在分かっている最上のことを優秀な学生たちに教える場所

3．研究によって新しいコンセプトが具体化される場所

4．サイエンスに基づいたアート（心，技＝こころとわざ）を磨く場所

5．医学のあらゆる分野の教師がインスピレーションを求めて訪れる泉のような場所

6．開業医が困った際，遠慮せずに気軽に相談の出来る場所

7．診断がつかない時，全国からの問い合わせに対応出来る相談センターとしての場所

以上 7 つの機能を有する場所を Osler は理想的な大学病院として考えてきたのであるが，弘前大学医学部附属病院の現状がこれらの機能をどの程度満たしているか 7 つの機能ごとに少し検証して見たい。

1．貧しい病める者の避難場所といっても，現在の大学病院は生活保護者へ食事などの提供をする所という意味ではない。現在の日本では医療制度が良く機能しているので貧富者に対する医療上の差別はない。Osler が言わんとする避難場所とは，貧者に対する食事を無料で配布する施設とい

う意味に加えて，医療上の避難場所，つまり治療に難渋する疾患を持つ患者が安心して治療を受けることが出来る施設というニュアンスが濃く包含されていると思う。現在弘前大学附属病院は厚生労働省から特定機能病院として認定を受けているが，これは単に形ばかりのことではないかと私自身は考えている。

　私たち自身の行う医療行為はもちろんのこと，看護のあり方，給食のあり方，医療事務者の対応，病院の施設など，どれ一つを取り上げても耳に入ってくるのは，鋭い批判である。これらの批判に素直に耳を傾け，一つ一つを真摯に改善する以外，私たちの取るべき道はないと思う。

　２．現在分かっている最上のことを，秀れた学生たちに教える場所であるが，要するに教育の場としての病院である。教育とは真実を教えることであり，真実であるから最上ということになる。しかも最上の学生にである。秀れた教師でなければ最上のことを教えられない。普通の教師はそれが不可能で，"最上"のものを"普通"のものとして教える。能力がない者は"最上"のものを"普通"どころか"最低"のものとしてしか教えることは出来ない。最悪の事態である。このことは教育にはまず，何より師の質が問われることになり，Osler は何よりもまず師の質を問題にしたのである。何とも頭の痛い問題であるが，弘前大学医学部ではこのことに真剣に取り組んでおり，フェカルティ・ディベロップメントの活動を大いに行っている。しかし道は遠い。

　３．医学部，病院も含めて大学は学問の場であることを強調した項目であり，100 年経った現在も毫も変わっていない。益々この傾向が強くなる一方である。この意味でわれわれはもっと努力しなければならない。

　しかし何も雑誌 Nature, Science に掲載される論文ばかりでなく，それらの底辺を支える研究も大切である。弘前大学は地域と共に生きる必要がある。自分のことを記して申し訳ないが，私の「八甲田雪中行軍の医学的研究」の出版もそれなりの意義があると思う。

　４．大学病院は学問のみならず，技を磨く所でもある。Osler は医学，医療の世界においてサイエンスのみならず，アートは単なる経験の積み重ねによって得られたものでなく，サイエンスの蓄積によって確立されたものがアートという意味で，この言葉を用いている。

　最近全国的にも，大学病院の臨床系教育陣の"アート"が貧しくなったとする声をしばしば耳にするが，この点われわれも最大限の努力をしなけ

れば医療の end user として患者に申し訳ないと思う。

　5．これは前項とも関連するが，大学病院は医学，医療について新しいコンセプト，新しい技術の着想を得る所でもなければならない。そのためにはそれらの萌芽が誕生し，成長しやすい環境を提供しなければならない。人事面，経済的なども含めた"雰囲気"が肝心と言うことである。この点に関してわれわれの大学は自由さなどに欠けるものがあるのではないかと危惧している。

　6．開業医が困ったとき，直ちに相談できる所としては，まずまず機能しているのではないかと思う。私たちの麻酔科では，20数年来弘前市内の開業医の方々の患者が急変した時に即刻駆けつけるシステムを作り，実践してきたことでも御理解戴けるのではないかと思う。医療の進歩によって，医師会や開業医などとの連繋は益々重要性を増すと思われる。

　7．一般病院で診断困難な患者についての問い合わせが寄せられるような高度な知識と技術を有していなければならない。これは特定機能病院である大学病院としては当然のことである。

　以上のように見てくると，約100年前に Osler が主張した(大学)病院のあるべき姿は，現在でも立派に通用すると言わざるを得ない。逆に言えば Osler は病院の本質的な姿をしっかりと頭に描いていたのであろう。Johnes Hopkins 大学ではじめて彼がカレッジの卒業生を医学部に受け入れると提唱し，それを実行したとき多くの人たちは反対した。しかしそのことが現在の米国の医学を世界でトップの座に据えている大きな理由の一つであることを銘記すべきであろう。

　21世紀に入って，正に大改革という激動の時代に入っているが，われわれが目指す大学病院の姿は100年前に Osler が提言したことと毫も変わらないことは多少悔しい気もするが，見方を変えれば，ここにこそ"歴史的研究"の重要性が存するのではないかと考える。

　　　　　　　　　　(2001.12.6　釧路から東京への ANA の機内にて)

III 6 逆ハインリッヒの法則

医療

　遠山敦子文部科学大臣は2001年6月14日に開催された平成13年度国立大学学長会議において挨拶を述べたが，その挨拶は国公立大学の学長たちに深刻なインパクトを与えた。この挨拶の最大のポイントは，今後学問上の業績を主な基準にして上位から30の大学に対して，研究費などの経費を重点的に配分するというのである。このトップ30大学は国際的競争にも十分に太刀打ちできるだけの実力を備える必要があり，その対策として日本の一流の大学に対してのみ十分な研究費を配分して，他の二流，三流大学との間に明確な一線を画すのであるというのである。大臣の談話の解釈によっては，大学全体として考えるのではなく，例えば教育学部，文学部，工学部，医学部など専門分野別にランク付を行う可能性もあるらしいが，私たちには判然としない。

　何故30大学ないし学部なのかも明確な根拠が示されていないが，4年生大学が全国で約650校あるから，30校はその約5%に当たる。この計算で一流というのはその分野のトップ5%ということになる。この割合で行くとトップ1校が生まれるためには底辺に20校がなければならないし，逆に底辺が広くなければ，一流が生まれないことになる。

　一流の人材を育成するのは容易ではない。そう思い立っても一月や二月，否，一，二年で一流の人物が育つわけではない。少なくとも十年から数十年の歳月がかかる。時間の問題ばかりではない。わずか1〜2ヶ所の施設のみで人材を育てようと考えても必ずしも順調に行くとは限らない。つまり底辺が広くないと，すぐれた人材は育たない。

　従って前述したように日本の科学技術の行く末を本当に真剣に考えるならば，上位30校ばかりに予算的措置を講ずるのではなく，それを支える底

辺の大学や施設の充実も同時に考慮する必要がある。これは建築物と同じで，見た目にはいくら豪華絢爛な建物も土台がしっかりしていないと，グラグラしたり，崩壊の危機に曝されることになるからである。

　私は日本の科学，技術，教育，さらに敷衍して言えば，教育全般について，余りにも経済性など目先のことのみに目を奪われて，最も基本的な人間教育がおろそかにされているのではないかと日頃から考えている。

　さて話はがらっと変わるが，リスクマネージメントの分野において，古くから知られた法則にハインリッヒの法則というのがある。1つの重大なミスの蔭には30の中等度のミスがあり，さらにその背後にはその10倍の300のヒヤッとしたとか，ハッとするような軽微なミスがあるというのである。このことからヒヤリ・ハットのトラブルを詳細に研究して，その発生の背景，原因，誘因，影響因子を究明すれば，ヒヤリ・ハットの発生を予防することが可能になり，究極的に重大なミスの発生を未然に防ぐことが出来るというのである。つまり過去を知れば，将来に備えることが可能ということになる。

　一流の人材の育成のためには，その背後に広い底辺の人材の存在が必要であることと，一つの重大なミスの蔭にも多くのトラブルが潜んでいることとは全く関係のないことではない。つまり一つの事実でもそれを仔細に見れば，極めて多くの因子が影響し合って育成され，発生することを明確に示している。

　人材の育成にしろ，事故にせよ，その底辺のことを無視しては，その十分な充実や理解を得ることは困難である。事故については予防が最も大切であり，これについてのハインリッヒの法則があるが，一方人材の育成については，一人の一流の人物を育成するためには300人の二流，三流の人物の育成に努力する必要がある。極端なアナロジーであるが，私はこれを人材の育成についての逆ハインリッヒの法則と秘かに呼称している。

　　　　　　　　　　（2001年6月23日　南紀白浜での調査を終えて）

III 7 医療

しらみつぶし
―医療事故の根絶のため―

　表題が甚だ不適切であり申し訳ないが,しかし著者の言わんとする所は重大である。

　「しらみつぶし」といっても若い人たちはぴんとこないと思う。第一「しらみ」を見たこともない人が大多数であろう。戦後直後の衛生状態が悪かった時,母が私たちのメリヤスのシャツの縫い目に潜む「しらみ」をぷつんぷつんとつぶした光景を今でも鮮明に想い出すことが出来る。このような大変な衛生状態であったから,戦後しばらくの間,学校などで背中と両袖からしばしばDDTを浴びせられた記憶も未だ鮮明である。因みに「しらみつぶし」を岩波の広辞苑で引いて見ると「些細な物事も余さず片端から一つ一つ処置すること」とある。

　さて医療事故が話題の時,必ずといって良いほど引き合いに出されるのがハインリッヒの法則である。

　重大な事故(アクシデント)が1件起きる背後には約30件の中等度のトラブルがあり,さらにその背後には300件のヒヤッとするような,ハッとするようなインシデントがあるという。つまり大きな事故の大半は突如として発生するものではなく,小さな,とるに足らないような"事柄"が積み重なって,それが連鎖反応を起こして遂に重大な事故に結びつくのであるというのである。

　横浜市立大病院の手術患者取り違え事件を契機として,患者側の権利意識や危機意識の向上,それに加えて情報公開法のスタートなどの影響もあって,全国的に医療事故の発生が毎日のように報じられている。

　医療側でもこれを予防しようとしてヒヤリ・ハット事例を報告するような取り組みを行っている。弘前大学病院でも医療安全推進室を発足させ,

このような取り組みを始めたが，1カ月で85件ほどのヒヤリ・ハット事例が報告されているという。

　しかし私の目から見れば，事故の予防について本当に理解している人は少ないように思われる。ヒヤリ・ハットなどのインシデントのリポートを業務命令で出させることは，どんな管理者，上司でも出来る。問題はそれからどうするかである。全国的に見ると，このような取り組みが開始されて大分経過しているが，報告させたものの，有効な手段が具体的に講じられている施設は決して多くないと思う。否，「そのことに一生懸命取り組んでいる」と答えるかも知れないが，現実に行っていることは全くナンセンスなことばかりである。例えば弘前大学病院の手術室では，看護婦にいわゆるチェックリストを渡して記入することを求め，婦長が見廻って記入しているか否かをチェックしているが，看護婦はチェックリストをチェックすることに忙殺され，肝心の患者の観察がおろそかになっている。さらに婦長が見廻りに来るというので，看護婦がチェックリストの記入を"適当"にしていることもあるという。このような事態ではチェックリストの本来の目的は失われて，文字通り形骸化していると言っても過言ではない。これでは事故の予防など出来る訳はない。

　旅客航空業界の方々の御指導で私はこのような問題に30年来取り組んできた。どのような些細なインシデントでも即刻口頭で報告させ，それを幹部全員に伝え，即刻それに対する解決法を考え出して実行している。事例によっては解決法を見い出すまで一週間ほど時間を要する場合もあるが，それは重大な事故に繋がる可能性のあることであるから慎重なだけである。このようにしてどんな些細なことでも一つ一つそれこそ極めて短時間で対処し，「しらみつぶし」にヒヤリ・ハット事例，つまり"事故の芽"をつぶしているのである。ハインリッヒの法則の教える所は，このようなヒヤリ・ハット事例の発生を抑えることで，中等度のトラブルの発生の可能性の芽をつぶし，究極的な重大なアクシデントが予防出来るのである。このように書けば，何故私がこのエッセイのタイトルを「しらみつぶし」と些か余り芳しくない表現をしたかが理解出来るであろう。

　私は毎朝手術室に入っているが，私が最も意を用いていることは，この「しらみつぶし」である。私が若い人たちの「麻酔」の導入を手伝い，少し落ち着いてから，手術棟の中をぶらぶら見廻することが多いが，単にぶらぶらしているのではなく，第三者の眼で事態を冷静に観察しているので

ある。他科の医師は，私が暇を持て余していると思うことが多いと思うが，それは大いなる誤解であることを強調しておきたい。

　事故の芽をつぶしてもつぶしてもこれで終わりということはない。そして将来起こり得る事態を予想して，その対策を練っているのである。このようにしなければならない理由の一つは，昨年完成したこの手術棟が洵に"具合の悪い作り"になっているからである。患者からもクレームを頂戴しており，全国一使い勝手の悪い手術棟ではないかと思っている。一瞬気を抜けば事故を招きかねない。だからこそ私が毎朝手術室に入っているのである。このような努力をしてもインシデントを皆無にすることは不可能である。現場の人間が"事故"のことを常に意識し，周囲から注意されたことを確実に実行しなければ意味がない。このことを守っていない人がいるから事故が起きるのである。

(2001年7月7日　羽田空港で)

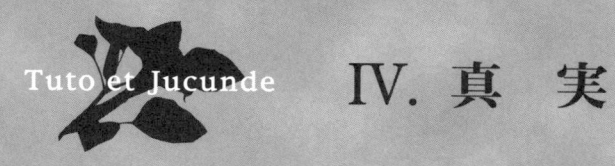

Tuto et Jucunde   IV. 真 実

IV-1 ミッシングリンク

　2000年3月1日〜4日に名古屋市で開催された第27回日本集中治療医学会に出席した。評議員会の開催されたホテルから廊下続きの建物は「名古屋ボストン美術館」である。「岡倉天心とボストン美術館」展が開催されていたので，暇を見つけて訪れた。実はこれまで名古屋に「名古屋ボストン美術館」のあることも，昨年（1999年10月23日）から「岡倉天心とボストン美術館」展が開催されていたことも知らなかったが，評議員会で隣りに来た助教授の石原君が，美術館でこの展覧会を見てきたといって私に一枚のパンフレットを見せて呉れた。そしてそのパンフレットに描かれた絵の一枚に私の目が釘付けになったのである。
　それはボストン美術館の所蔵する六曲一双の「芥子園屏風」で17世紀に宗達派の絵師が描いたものであるという。ボストン美術館から依嘱された天心が1911年にロンドンで購入したという。しかし私の関心は，購入先などではなく，画題のケシにある。そして画家の名は特定出来ないもののこの日本画が宗達派に属する人物によって17世紀に描かれたという点にある。
　私は30年近く，日本におけるケシの栽培と阿片の生産の歴史について研究してきた。これによると，この津軽地方は日本で最初のケシの大規模な栽培地で，それによって阿片を採取し，後世有名になった「津軽一粒金丹」を生産したのである。現在のところ，その最古の記録は弘前藩日記（俗に御国日記と呼ばれる）の貞享3年（1683）まで遡ることが出来る。その頃津軽地方以外に「ケシ」を栽培している地域は全国的に見ても一個所もない。従って少なくとも中央ヨーロッパ，中東が原産とされるケシが日本に渡来した経緯を推察すれば，外国から直接津軽にケシが渡来したと考える

他はない。明治末年までに，ケシが足利義満の時代に天竺から直接津軽の地に齎されたという口碑が遺されていた。この口碑は残念ながら現在津軽のどの地域にも全く遺されていない。詳しいことは省略するが，以上のようなことから私は，ケシは応永 19 年（1412）にスマトラ島のパレンバンから若狭の小浜港に来船した南蛮船の船乗りが，ケシを持っており，隅々北前船で小浜に往った津軽の船乗りが南蛮船の船乗りからケシをもらい受け，津軽に持ち帰ったと推察した。しかしこの時代にはケシから阿片が採取され，医療に用いられるという知識は全くなく，津軽では単に観賞用として植栽されていたのではないかと思う。その後ケシから阿片を作ることが出来るという情報が日本に，そして津軽に入ってきたのである。

　日本への植物の渡来については，非常に詳しいことまで知られており，多くの植物は何時，日本のどの地方に渡来したかが知られているにも拘らず，ケシについては全く不詳である。これまでの研究によれば殆どの草木は主として九州など西日本を経由して日本に渡来している。そうとすればケシが普通のルートで日本に入ったとすれば，九州地方でケシの植栽の記録が遺されていなければならないのであるが，その形跡は全く認められない。このことからケシが直接的に津軽に渡来したことが強く示唆され，前述したように津軽に伝えられた口碑なども考慮して，前述したように応永 19 年（1412）にスマトラ島のパレンバンから来船した船が日本にケシを持ち込んだと考えれば，一番辻褄が合うのである。しかし応永 19 年（1412）と津軽における植栽の最古の記録，貞享 3 年（1686）の間には 200 年以上の空白の時間が存在する。つまり"ミッシング リンク"があるといってもよい。

　このボストン美術館の所蔵する宗達派の絵師による「芥子図屛風」は想像で描いたものでなく，現実のケシを写生したものと考えられる。描かれた年代，場所も不詳であるが，少なくとも関西，北陸地方であろうと思う。

　この芥子の絵は私が年来提唱しているケシの日本への渡来に関連して，少なくとも私の推定を補強してくれる大きな材料であることは間違いない。

（2000 年 4 月 13 日　東京にて）

IV 2 真実は一つか？

　平成13年（2001）3月末日に上梓した「八甲田雪中行軍の医学的研究」を，ある尊敬する先輩に差し上げた。1ヶ月後にその先輩と直接お話する機会があったが，その際「君の見方は大変おもしろい。しかし事実は一つのはずであるが，歴史家によって見方が違い，主張する所が違うのは解せない。だから私は何となく歴史が信用出来ないのだ。」という趣旨のことを言われた。懇親会の直前であったので，少し反論したいこともあったが，取り合えず「そうとも言えますね。」と答えておくに留めた。

　私が上記の本の中で，明治35年の歩兵第5連隊の八甲田雪中行軍において，巷間ピストル自殺したとされる行軍の責任者山口少佐の自殺説を真っ向から否定し，山口少佐が凍傷のため両手の手指の自由を失い，ピストルの引き金を引くことは全く不可能だったことを述べていることなどによって，この先輩は，「歴史というのは書く人が異なると結果も全く異なり，何が本当か分からない。だから極端に言うと歴史と言うのは信用できない」というニュアンスのことを主張したかったのであろうと思う。

　私は「真実」ということに対してこの先輩とは異なった意見を持っているので以下順を追って説明したい。拙論をお読み下されば「真実は一つ，だから結論も一つ」というような単純なことではないことがよく理解出来ると思う。

　私は，ある事実というのは比喩的に表現すれば多面体のようなものだと考えている。このような比喩が許されないとすれば説明が難しいが，各人の視点が異なるといえば最も分かりやすいと思う。このことは見る人が異なれば，見えるものが違うということである。もし事実が単なる「点」であるなら，だれの目にも「点」と映るであろう。しかし事実は「点」では

ない。少なくとも時間の経過を含んでいるからである。

　もっと分かりやすく考えよう。ある事象を正四角錐と想像すればよい。真下から見れば単なる正方形である。そして真横からみれば三角形に見える。少し角度を変えれば菱形の中に一本線が入ったように見える。真上から見れば正方形の中に×印をつけたように見える。このように同じ正四角錐一つを見ても，見る視点，見る角度が違えば，見える形も違うのである。見る人，一人一人は決して同一な視点に位置しているのではない。またたとえ同一視点から眺めることが出来たとしても，近視の人には輪郭がぼやけて見えたり，乱視の人には歪んで見え，正方形に見えなければならないものが蝕まれた正方形に見えたりする。また中には色眼鏡をかけた人がいて，全く違う色に見えたりする。つまり同じ視点から見ているようでも見る人によって微妙に異なる。微妙どころか大いに異なるのが当然である。このように考えれば，同じ事象を眺めても，見る人によって全く異なるように見えることが首肯されるであろう。

　八甲田雪中行軍事件についても，研究する人の視点，研究態度によって各々主張する所が異なり，結果も異なることが理解戴けると思う。山口少佐の死因についても，従来の研究者の視点からは殆ど見えなかったのであるが，私の視点からは極めて明瞭に見ることが出来たのである。現在私が集めた史料以上のものはない。このことは，換言すれば現時点においては，私の視点以外に山口少佐の死因をより明確に眺めることが出来る視点はないということである。

（2001年5月31日　オスラー展を準備しながら）

IV-3 現場に足を運び，現物を観る

　1999年10月に3年振りにロンドンを訪れた。今回もまた観光のために訪れたのではなく，3つの目的のためである。第1の目的は，この11月末日の日本局所麻酔学会で行う特別講演の準備のため，チェスターフィールドで実地調査を目的としたものであった。ロンドンの北約170 kmほどの小さな町で，今から約50年前の1947年（昭和22）に続けて2件の脊椎麻酔（脊麻）の事故が起きた。2人の患者に同じような下半身の麻痺が生じたのである。当然のことながら訴訟が提起された。7年程で一応解決したと考えられたが，しかし真の原因は違うのではないかと一部の人から言われてきた。いずれにせよ，この事件の影響のため，英国では脊麻が恐ろしいと一般の人々に受けとめられ，地域によっては激減した。

　ノッチンガム市立病院麻酔科のDr Hutterとカナダ・カルガリー大学のMaltby教授は約50年振りにこの事件の真の原因を突きとめたのである。謎を解いたといってもよい。私はMaltby教授には先年ハンブルグで会って話を聞いたので，今度はDr Hutterと患者の遺族にも直接会って話をしたいと考えた。もちろん脊麻を受け麻痺になった被害者は既に歿しているが，やはり現場に自分の足を運び，自分の目で確かめる必要があるし，このようにしなければ私は麻酔科学史の研究者，医学史の研究者として気が済まない。長年医学史の研究を行ってきて，現物を観，現場に足を運ぶことを心掛けてきたためである。

　残念ながらこの脊麻を行ったGraham医師は3年前の1996年11月に83歳で病歿した。3年前に英国を訪れた時には彼が亡くなる前であったから，会おうと思えば会うことが出来たが，他のスケジュールのため，それが不可能であった。今となっては残念でたまらない。幸いにもMaltby教授

が彼の生前に，この事件に関して彼に証言してもらった音声のテープを私に恵与して呉れたので，Graham 医師について私が直接会うことは出来なかったが，この目的は達せられた。Dr Hutter とチェスターフィールドの一寒村イプシェルフに患者 Cecil Roe の息子夫婦を尋ね，約2時間話を聞いた。強い Derbyshire 訛りの英語は，Dr Hutter が通訳してくれなければ何も分からないといっても過言ではない。脊麻の事故以来，この家族は大変な苦しみを受け，その上裁判では誤った判決が出て，彼らは何の補償も得られなかった。息子夫婦は初め，私が会見を申し込んでも拒否したが，事故の予防のためにも是非お話を聞きたいと申し出て，漸く承知してくれた。これを教訓にして脊麻の事故の予防を日本の医師たちに強く訴えたいと考えているという。

　第2の目的はロンドンにあるウエルカム医学史研究所の図書館を訪れるためである。今春私は弘前大学名誉教授小野慶一先生から，明治時代に千葉大学の外科の教授であった三輪徳寛先生の座右の銘「獅胆鷹目行以女手」のルーツは何か調べて欲しいと依頼を受けた。この8文字の意味するのは，術者はすべからく「獅子のような勇気と鷹のような鋭い目をもって，女性の手のように優しく手術を行わなければならない」という外科医の心得を説いている。だれが最初にこの言葉を言い出したのか，そしてだれがこの言葉を日本に紹介し，だれが8文字の漢字に翻訳したのかというのである。このような所謂ルーツ探しは一見簡単なようで実は極めて難しい。日本国内で，調べられることは私が行って，そして海外の友人にも調査を依頼した。幸いにもエジンバラ大学の医学教育担当の Phillip Evans 氏が教えてくれた著書によって，この言葉は16世紀の英国外科医 John Hall (e) (1529—1568) がフランス外科学のパイオニアの一人である Lansfranc の著書「Chirurgia Parva（小外科学）」を英語に翻訳した際に，訳者序文の中で述べた言葉であるということまでは分かった。しかし訳書そのものは450年も前の1564年の出版のため，稀覯本であり，もちろん日本には現存しないため，調査は不可能であった。この訳書がロンドンのウエルカム研究所の図書館に所蔵されていることを知ったので，10月14日に現物を手に取って調査し，序文の全文を読むことが出来た。もっとも今から450年も前の16世紀本であるから，"超貴重本"扱いである。以前からこの図書館には私が上梓した日本の医学史関係の本や John Snow, James Young Simpsom, Edward Jenner など復刻本を寄贈してあるので，少し便宜を

図ってもらった。全頁をマイクロフィルムで撮影してもらうことにした。しかし中世の英語で訳されているので，解読するのは困難である。しかし本書を直接手にとって見たが，長年"あこがれてきた人"に会うことが出来た楽しみでもあった。

　第3の目的は，英国の麻酔科学会である Royal College of Anaesthetists での図書の贈呈式に出席するためである。私の所持する英国の麻酔科医に関する3冊の古い図書は，日本ではその価値が分かる人は殆どいない。いずれも英国の麻酔科学史に燦然と光輝く人たちの著書である。私はこれらの本による研究を終えたので，いつまでも手許に置いてもそれこそ死蔵になってしまう。そこで Royal College of Anaesthetists の図書室に寄贈することにした。10月15日午前10時30分，副会長の Dr Vaughan に3冊の著書を贈呈した。これら3冊の著書は漸く安住の地を得たと思う。併せてこの図書室に所蔵されている図書についても，つぶさに観ることが出来，大変参考になった。

（1999年10月18日　ロンドン，ラッセルスクエアのホテルで）

IV 4 「獅膽鷹目行以女手」のルーツ
真実

　先般，小野慶一・弘前大学名誉教授（第二外科学講座）から電話を頂戴した。本年2月に京都で開かれた日本消化器病外科学会に出席した際，懇親会の席上で，昔から日本の外科医たちの間で語り継がれてきたモットー「獅膽鷹目行以女手」（読みは「したん，ようもく，じょしゅをもって，おこなう」）が話題に上ったという。
　この八字は，「獅子のような勇敢な決断力と，鷹のような鋭い目，そして女のような優しい手を以て手術を行わなければならない」という，外科医の心得を説いたものである。
　小野名誉教授によれば，千葉大学医学部の前身である千葉医学専門学校の外科学の教授であった三輪徳寛のモットーであったという。そして，私にこのモットーのルーツを探って欲しいというのである。小野名誉教授には取り敢えず，「大変難しい問題ですが，少し調査する時間を下さい」と言って電話を切った。
　どのような些細なことでも，その起源を探るのは甚だ困難であるが，まず三輪徳寛が本当にそのようなモットーを言ったのかどうか，調べなければならない。弘前大学医学部附属図書館で調べてみると，某科の図書室に伝記『三輪徳寛』が所蔵されていることがわかった。早速借用を申し込んだ。しかし，カードはあるが，現物は行方不明であるという。改めて医学部附属図書館にお願いして検索してもらったところ，近いところでは北海道大学医学部図書館に所蔵されており，貸出しが可能であるというので，お願いした。
　こうしているうちに小野名誉教授から，弘前大学医学部の第二外科学講

座の初代教授であり，日本外科学会の長老でもある槇　哲夫先生からお聞きした話では，このことに関連した記事が昭和16年10月の朝日新聞に掲載されているという情報を得たので，取り急ぎこのことを調べることにした。10月1日の朝日新聞全国版の「学界余滴」欄に，確かに以下に示すような東北帝国大学名誉教授・杉村七太郎の記事を見い出した。

〈外科手術の秘訣　杉村七太郎

　私が嘗って旧千葉医専病院を尋ねて三輪徳寛先生から種々の苦心談を承った時，老博士は外科手術の要諦として臨床手術講堂壁間に掲げられたる題字「獅心鷹目行以女手」を示された。この文句の出所は，同博士其後の発表によるも不明とされて居たが，私の調べた所では17世紀の英作家トーマス・ファラー氏の小説「良醫」から出たもので，後にオランダやドイツに傳はったものと思う。

　また一般に手術の秘訣として三つのH，即一に「ヘッド」（熟知），二に「ハート」（熱誠），三に「ハンド」（熟練）が必要であるといはれる。

　これでみても日常何事を處理するにも誠意を以って全人格をこれに打ち込むことが第一である。少壮の人々は兎角「ヘッド」にのみ重きを置き，第二，第三を閑却乃至疎外する傾きあるは採らざる所であって，殊に大器晩成が必要である所の科学の研究では，以上の文句は直ちに移して以って一般科学に志す者の座右の銘たらしむるに足るものと思ふ。（筆者は東北帝大名誉教授・医博）〉

　以上の杉村七太郎の文章で注目すべきことが二点ある。第一点は，「獅心鷹目行以女手」となって「獅膽鷹目行以女手」でないことである。「心」と「膽」は意味としてほとんど同じである。たぶん杉村七太郎の記憶違いで，「獅膽」を「獅心」と誤ったものであろう。第二は，この言葉の出典が17世紀のトーマス・ファラーの小説『良醫』であるということである。

　トーマス・ファラーについて，オックスフォードの文学辞典[1]で調べてみると，17世紀のトーマス・ファラーは Thomas Fuller（1608～61年）以外に見当たらなかった。ところが，この Fuller には "The Holy State and the profame State (1642)" など宗教的著作が多く，『良醫』という小説があるか否か不明であった。

　医学部の附属図書館で調べてもらったところ，Thomas Fuller の全集は

図　三輪徳寛自筆の書

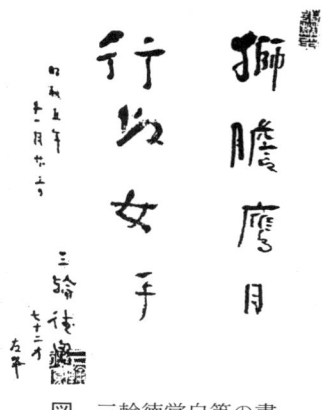

　日本にはなく，唯一，東京神学学校に『Good thoughts in bad times』(1661年) が所蔵されているが，その内容には外科医の資質などに関する記述はまったくなかった。彼に『良醫』という作品があるか否か未だ不明である。イギリスの作家であるから，友人のエジンバラ大学医学部の Phillip Evans 氏に調査を依頼した。

　そうしているうちに，北海道大学医学部図書館に依頼してあった『三輪徳寛』が手許に届いた。巻初に三輪徳寛の肖像とともに自筆の「獅膽鷹目行以女手」が写真で示され（図），第九章「臨床家としての先生」の「二」に「獅膽鷹目行以女手」の項がある。その要旨は，三輪の『三輪珍談百題』中に掲げられた講演から採録したものであるという。

　明治 30 年，三輪は内臓外科の研究のためヨーロッパに留学したが，友人の高安氏に相談し，ブレスラウの Mikulicz 教授の下で研究することにした。Mikulicz 教授の手術室にはゴート語で，「身体の一部分の手術も，直ちに全身に影響するから外科医は常に患者の全身に注意しなければならない」という意味の格言が掲げられており，印象的であった。

　帰国後，明治 32 年に千葉医学専門学校の手術室が完成した時，かつて見学した Mikulicz 教授の手術室にあったような外科医の心得を示す格言を掲げようと思い，種々思案したが思い浮かばず，同校の書記の石井　幹氏から「獅膽鷹目行以女手」を教えられ，それを採用したというのである。

この語の出典を三輪自身調べたが，留学中ドイツで購入したオランダ語の本のドイツ語訳の書籍の中に"Ein Doktor muss ein Falkenauge, eine Jungfernhand und ein Lowenherz haven. Holand, Wanders Sprichworterlexicon S 668 1700"という記載があったという。眼は二つあるから ein Falkenauge というのは解せない。三輪の書き誤りと思われる。しかし ein, eine, ein と揃えた可能性もある。

これが出典と思われるが，オランダ・エラスムス大学麻酔科の Wilhelm Erdmann 教授に依頼して調べてもらったが，Wanders Sprichworterlexicon は古い本らしく，よくわからないという。「S 668」という記載は，この本の頁数を示すのかも知れないが，私にはよくわからない。また，この文章では「鷹の目」「若い女の手」「獅膽」の順序になっており，三輪の格言と内容は同じであるが，その順序は少し異なる。三輪によれば，このドイツ語がオランダを経由して，例えば Siebort の弟子で，かつ漢字の素養のあった人によって和訳されたものではないかという。

以上の三輪の文末に付記があり，前記のように，この言葉は明治32年に千葉医学専門学校の書記，石井　幹氏から教えられたと三輪が記憶しているが，彼の友人の松岡友吉氏（明治24年，静岡市で開業）宛の明治27年7月15日の三輪の書翰に，この言葉を記しているという。つまり，明治27年以前に三輪は誰かからこの言葉を教えられていたことになる。

しばらくして，エジンバラ大学医学部の Phillip　Evans 氏から，John Fuller の本を調べたが，外科医の資質についての言及はないという返事がきた。そして，この方面に詳しいオックスフォード大学ボードレアン図書館の方に尋ねているから少し待ってくれ，という手紙が来た。約二週間後，Evans 氏から再び連絡があり，遂に出典がわかったという。さすがオックスフォード大学図書館の司書である。

すなわち，原作者は Lanfranc であるという。この人物はフランス外科学の創始者といわれ，講義と臨床で名声を博した。彼は死の前年に『Chirurgia parva』（小外科学），死亡した年に『(Chirurgia Magna』（大外科学）を著した。後者は，1490年にヴェニスで出版されたが，この原本は散佚して不明であるが，そのフランス語訳が現在に伝えられている。前者は大分経ってから英訳されたが，そのイギリス版の序文を書いたのが John Halle（1529〜68年）であるという。

なお，Lanfranc には『Science of Chirurgie』[4]がある．手許には1975年ドイツで復刻されたリプリント版があるが，中世の英語で記され，私は内容を十分理解していない．

『Chirurgia parva』の英訳の序文の中でHalleは，外科医の資質に言及して次のように記している．

"A chirurgien should have three dyvers properties in his person. That is to saie, a harte as the harte of a lyon, his eyes like the eyes of an hawke, and his handes the handes of a woman."

16世紀の英語であるから，見慣れない綴りがある．それを現代英語に直すと，"A surgeon should have three diverse properties in his person. That is to say, a heart of the heart of a lion, his eyes like the eyes of an hawk, and his hands the hands of a woman."

この英文の後半が「獅膽鷹目行以女手」である．これで一応この格言のルーツの探索の旅は終わったかに見えるが，イギリスからどのような経路を経てオランダ，さらには日本へ伝えられ，誰によって日本語に訳されたのかなど，謎は深まるばかりである．このような意味では「獅膽鷹目行以女手」のルーツ探索の旅は，今始まったばかりと言わなければならない．

文 献

1) The Oxford Companion to English literature (4 th edition). Oxford, The Clarendon press, 1967.
2) 鈴木要吾：『三輪徳寛』，三輪徳寛先生傳記編纂会，東京，昭和13年．
3) Norman J. M. (ed)：Morton's Medical Bibliography (5 th edition). Aldershot, Scolar Press, 1991
4) von Fleischhacker R. (ed)：Lanfranc's "Science of Chirurgie". New York, Kraus Reprint Co., 1975.

IV 5 専門家と学界
—なぜ捏造を見抜けないのか—

1.

　釈迦が人間の欲望を「渇き」に喩え，それは大海の水を飲み干してもなお尽きることはないと喝破したように，次から次ぎへと事件，事故が連続して発生し，本当に尽きることはない。事件，事故が発生して止むことがないのは，その奥深い原因が「金が欲しい」，「名誉が欲しい」，「楽をしたい」，「旨いものを食べたい」などという人間の欲望に起源しているからであろう。その予防策を求めて各界の識者が多数集まって英知をしぼっているにも拘らず，その努力を嘲笑うかのように事件，事故は連続して発生する。しかし繰り返して述べるが，これらの事件，事故は人間の欲望に深因しているから所謂予防は極めて困難であると言わざるを得ない。

　事件,事故と無縁と考えられている学問の世界でも事件は多発している。最近発生した事件の中では，旧石器の発掘捏造事件が極めて重大な問題であると私は認識している。この事件はテレビや新聞，週刊誌などでも詳しく報道されたので記憶されている方も多いと思われるが，東北旧石器文化研究所副理事長の肩書きを持つアマチュアの考古学愛好者であった藤村新一なる人物が，自分で秘かに旧石器に似せた石器を発掘中の遺跡に埋め，そして自分で発掘したというのである。自作自演である。縄文時代の石器や土器はいざ知らず旧石器時代の遺物の発掘，発見は稀である。しかし藤村なる人物が発掘作業に参加すると，たちまち目指す旧石器が発掘されるというのである。しばしばこのようなことが続いたので，人々は彼を"神の手を持つ男"（God Hand）と呼んだという。

　遺跡の大多数は避地の村に存する。近年これら避地の衰退は目を覆うば

かりである。各首長は何とかして村の振興を企てるため,「村おこし」の起爆剤を求めてやっきとなっているが, 容易に見つかる訳がない。そこに現れたのが, God Hand である。何とかして「神の手」を持つという大先生に御出ましを願って, 旧石器の一つか二つでも出れば, 村は全国的にも名が知られ,「〇〇村の旧石器ラーメン」でも作れば見物客も来て少しは村が活性化し, 加えて経済も潤うのではないかと考えるのは当然であろう。このため旧石器の発掘を目標としている所では, 何とかして「神の手」を持つ男の御出馬を願ったのである。旧石器の出土を期待して, 村の予算の中の相当なパーセントを発掘調査のため支出した所もあったという。この村々の熱烈な期待に自作自演という芝居で応えたのが藤村であった。

　これは少しでも村が有名になりたい, それによって村の経済状態などを改善したいという極めて素朴な, 極めて切なる願いによるものである。動機は不純でないにしても, しかし所詮欲望に遠因していることは否定しえない。

　藤村新一が関係し, 捏造した遺跡は北日本の 42 カ所にものぼる。これまでこの人物による一連の発掘が最近の考古学上の瞠目すべき発見として中学校や高校の教科書, はては専門書にまで言及されているという。このため捏造が発覚した現在, 旧石器時代の遺跡についての記述の大幅な訂正, さらには削除が検討されている。しかし私は別の視点からこの事件を考えており, その観方がより深刻で, より重大な意義を持っていると思う。

2.

　藤村なる人物は考古学のアマチュアだという。アマチュアだからといって私は彼を馬鹿にしている訳ではない。しかしこのアマチュアに日本の多くの考古学者がいとも簡単に騙されたことが大問題なのである。日本の考古学者のすべてが旧石器時代を専門にしているのではないことは十分に承知している。したがって旧石器時代を研究する専門家の数が少ないが, 少ないとは言っても専門家は専門家である。この専門家が素人に次々と騙されたのである。これはまるで大相撲の横綱が村の相撲の大会に出て, 村の力持ちにコロコロとひっくり返されたと同じだと思うのは私一人ではあるまい。このような事件, 事態が起こった背景には, 改めるべき日本の学界の土壌が 3 つあると思う。

　第一は学界自体の体質である。本来学界はその分野の研究者が一同に会

して意見を交えて真理を追究するところである。ことの真偽を決する場である。しかし日本では，そして外国でもしばしばそうであるが，学界にボスが存在し，そのボスの存在と権威を示す場となっていることが少なくない。このため一人のボスの意見に学界の動向が左右されやすい。ボスが間違った考えを持てば，皆がそれに引きずられるのである。たとえ間違っていてもボス一人の考えを改めるのは決して困難ではない。ところが悪いことにこのようなボスの周りには，ボスにゴマをする連中が集まる傾向にある。類は友を呼ぶのである。したがって一般の会員がボスに異を唱えれば村八分ないし，それに近い仕打ちを受けることになる。学者，研究者としては，このことに耐えうる人は少ない。科学史を繙けば，死後数十年経ってからその業績が初めて認められたという例は枚挙に遑がない。その背景の一部にはこのような事情がある。このことも所詮会長の自己顕示欲など欲望に起因するのである。会長職に高い人格，見識が求められるのはこのためである。

　第二はさらに悪いことに取り巻き連中がこのような誤った体制を維持しようと画策することである。これも自分の地位，権力を守ろうとする現れである。このような学界の状態では本当に真理を追究する雰囲気は仲々出てこない。

　私はある学会に所属しており，ある論文を執筆した。この分野で一世紀に近い間真実と信じられてきたことが誤りであることを指摘した内容である。学会にとっても重要と考えられるので，学会誌に投稿した。通常は数カ月，どんなに長くても半年ほど要する査読に1年7カ月経ってから来た返事は，理由にならない理由を書き連ねて「返却」というのである。その理由とは「査読拒否」である。改めて1カ年の冷却期間をおいて，さらに論文を推敲して同じ学会誌に再投稿した。

　今度は査読者から「この論文が重要であるというなら，それがこの学界に与える影響について言及しなければならない。しかし貴論文にはこれが欠けている」という。今度は小生がこの査読者の査読を拒否した。査読者の資質に欠け，その資格もないと私が考えたからである。この論文が学界にどのような影響を与えるかということは，論文が発表された後のことであり，未来のことである。これを推測して記すことは決して難しいことではないが，予断であり，真実を追究する科学の論文では，出来る限り避けなければならない事項である。

学会の本来の機能が真実の追究にあることを会員のすべてが認識していれば，捏造などが十数年にわたって覆い隠されている可能性は少ないと思う。そして事の真偽を尽くすことが学会の第一の使命であり，例え論争によって研究者の研究の一部が否定されても，このことが研究者の人格を何ら否定するものではないことを自覚する必要がある。日本ではこのことがないため真摯な論争が生まれにくいのである。残念ながらこの学会ではこのような点で未熟であると考え，私はこの論文を学会誌よりもはるかに発行部数の多い某誌に投稿し，原著として学術欄に掲載された。読者の中には自説を主張するなら，初めからより発行部数の多い雑誌に投稿すればよいではないかと思う人も多いであろう。しかし学会にとって極めて重要な論文が，その学会誌以外に発表することは大変寂しいことであり，悲しいことである。学会の発展を考えるからこそ出来るだけ質の高い論文を書いて自分の所属する学会の学会誌に投稿するのであり，単に自説を主張するだけが目的ではないからである。

　第三は専門家の資質である。専門家とはその分野について深く，幅広い知識を有することである。もちろん専門家であるからその専門分野の基本となる教養，知識，技術を身につけているはずである。にも拘らずアマチュアにいとも容易に騙されるとはどうしてであろうか。一つにはこの人たちは真の実力のある専門家でないことを自ら物語っている可能性がある。二つには実力があっても学会のボス的存在でありたいと願う自己の欲望に目がくらんでいるから事の本質を見抜くことが出来ないと思う。三つには専門家としての自分の分野の知識はあっても，広い視野でものを見ること，自分の座標が奈辺にあるかを認識する力がないからであろう。

　「専門馬鹿」という言葉がある。専門のことは多少知っているが，普通のことは何も知らないという意味で揶揄的に言う言葉である。これでは困るのであり，専門のことを知ったうえで，他のことの真偽を見分け，他人の意見に素直に耳を傾ける態度が肝要であろう。上記の言葉と対照的な言葉に「一専多能」という言葉がある。ある一つのことを専門的に深く研究して習得すれば，周辺の他のことも良く出来るようになるという意味である。真の専門家の条件はこの「一専多能」を具備していることであろう。言うは易く，行うは難しいのであるが，唯ひたすら精進努力する以外進む道はないようである。

（2001年10月17日　早朝　乃木坂の日本学術会議にて）

IV-6 随照失宗
―照に随えば宗を失す―

　第20回日本蘇生学会が2001年10月25日から2日間金沢市で開催されている。第20回の学会という節目の時であり，会長の小林　勉　金沢大学医学部麻酔・蘇生学教授から1年前に「蘇生法の過去と将来」と題して招請講演を行うことを求められた。1年間他のすべての講演は断って勉強した。大変難しい演題であったが，何とか会員の要望には応えたのではないかと思う。講演の最後を禅の言葉で締めくくったが，この言葉を若い人にじっくり考えて欲しいと付け加えた。

　この言葉は「帰根得旨，随照失宗」という8文字であり，このエッセイの表題はこの言葉の後半の4文字である。中国に禅を伝えた菩提達摩（達摩太子）は中国禅の第一世であるが，第三世つまり孫弟子の鑑智僧璨禅師は，禅の真髄を584文字で表現して弟子に伝えた。「信心銘」として今に伝えられるこの珠玉の言葉は，熟読玩味すればするほど，単に仏教の思想，禅の思想のみならず，基本的なものの考え方を，混迷の度を深めている世の中で右往左往しているわれわれに教えてくれる。

　この言葉を平易に翻訳すれば，「基本（根）に立ち帰って考えれば，ものごとの本質（旨）が理解できるが，目に見える日に当たっている部分（照）を求めることに夢中になれば（随），本質的なこと（宗）が何であるか分からなくなる（失）」という意味である。基本が肝心ということである。どのような分野，どのような職業であっても，基本が大切であることに異論を挟む余地はないであろう。

　上記の八文字の中で私はとくに「照」に注目している。「照」とは日に当たっている部分である。スポットライトに照らされている場所である。さらに少し拡大して解釈すれば，流行している部分であり，ファッションと

いってもよい。人々の目につき易い部分である。「随照」とはこのような部分のみに目を奪われて，それを追求することである。そうすれば「宗」を失うことになる。つまり本当に大切なことを見失ってしまうというのである。何事においてもまず基本が第一ということである。このことは「学」や「術」の世界で往時から繰り返し，繰り返し主張されてきたことである。

　学界もここでいう所の「照」の一つであるといってもよい。学界ではいわゆるトピックスと称してその時の話題を取り上げるが，正に「流行」そのものといってもよい。会員はこのトピックスを聴かなければ，時代の先端に遅れている気がして不安な気持ちになるのである。急速に進歩している分野については確かにこのことは言える。例えば現在の分子生物学，遺伝子医学がこれに当たる。しかし進歩しているからといって，すべてが正しいとは限らず，また徒らに歓迎すべきことでもない。功をあせる余り，また企業が利益を求める余り，学問の進歩という名目でいかに多くの人命が失われたか分からない。一例をあげよう。十年ほど前のことになるが，痴呆の予防薬，治療薬として華々しく登場した数種の薬剤は薬効がないばかりか副作用もあって，間もなく使用中止になった。このことをどのように考えればよいのであろうか。私のよく知っている3人はこの薬を服用し症状が悪化した。一人はボケが治るどころか，却って意識を失い，家人は80歳代という年齢も考慮して，主治医にこの薬の投与を中止してもらったところ，五日目に意識が回復した。他に胃腸薬しか投与されていなかったから，この薬が原因であることは間違いない。また他の二人は薬の服用で却って物忘れが極端となり，服用を中止して3週間後に元の状態に戻った。

　以上までの話ならまだよい。しかしこの薬の開発や治験に多くの研究者や医師が関与したはずである。極端な表現になるが結果的にはウソのデータを積み重ねてきたことになる。この痴呆予防薬が発売中止になった時点で，これらの製薬メーカーの責任者や治験責任者が謝罪したという話を聞いたことがない。さらにである。これらの薬は保険適用を受けて発売されて，それが中止されるまで数千億円もの薬剤費が支払われたという。無効な薬を売ったのであるから，これは全くの詐欺である。このことについて厚生省(当時)，製薬メーカー，そして医師らはだれも責任を取ろうとしないし，追求もされていない。

　追求されない大きな理由は，これらの薬が市場に出る前に十分に学界で検討されたという事実があるかと思う。多くの研究者，医師を含めた治験

者が症例を対象に出した結論だから正しいというのである。だから恐ろしいのである。

　学界で正しいと判断しても，それは単に学界を構成している人の多くがそのように考えているというだけで，それが真実であるか否かは分からないのである。多数決の結果は必ずしも真実ではないのである。とくに学界を牛耳るボスがいて，薬業界からの秘かな要請を受け，加えて自分の利益のため委員会や班会議に圧力をかけ，思う通りにしたいという話も仄聞している。だから学界に引きずられてはいけないのである。「照」に随うばかりではだめなのである。学界の主流派から離れて自分の道を行くことは，とくに若い人たちにとっては大変厳しいことであろう。しかし厳しいが故に，懸命に努力して学界に引きずられないことが大切なのである。

　　　　　　　　　　　（2001年10月26日　金沢にて，招請講演を終えた後で）

IV 7 医史学研究の先取権を巡って
真実

　著者は科学医学資料研究231号[1]において「『実験医史学』のことなど」と題して，1993年（平成5）に開催された『フォーラム21世紀への創造』について紹介し，併せてこれに対する著者の感想や考えを述べた。その中で著者が華岡青洲に関連して，青洲の改良開発した「麻沸散（一名通仙散）」を用いて実験を繰り返し行っていることに言及し，このことは「実験医史学」と称すべきことであると記した。しかしこのことに関して少なからず誤解があると思うので，二，三述べてみたい。

　華岡青洲について，研究者のみならず，一般の人々が関心を持つのは彼の乳癌の手術についてであろう[2]。これは青洲が生涯を通じて取り組んだ研究主題でもあった。しかし世間で言われるほど，青洲の乳癌の手術については正確なことが分かっていない。何が分かっていないのかさえ分からないのが実状かも知れない。

　例えば青洲が麻沸散による全身麻酔下で最初に行ったのが乳癌の手術である。従来，患者の五条駅藍屋利兵衛の母「かん」60歳は文化元年（1804）10月16日に青洲の初診を受けたが，全身状態が悪かったので，それを治療して一年後の文化2年（1805）10月13日に手術を受けたと呉秀三[3]によって解釈され，後続の研究者も皆[4]~[6]呉の説を踏襲してきた。

　しかしこの症例について詳細に記述してある「乳巖治験録」[7]を熟読してみると，初診の約40日後に手術を受けていることが分かった。つまり従来の呉説[3]は誤りであった。すなわちだれも原文を正確に読んでいなかったのである。しかしこれを別な方法で科学的に証明しなければならない。このため乳癌患者のかんがいつ死亡したかが一つの手懸かりになるだろうと考えて検索し，遂に奈良県五條市講御堂寺の過去帳の中に藍屋かんの法名

を見い出したのである[8]。かんの没年は文化2年(1805)2月26日であった。青洲が乳癌患者の治療を開始したのは文化元年(1804)以降であることは「乳巌姓名録」[9]によって判明しているから，手術が行われた「10月」とは文化元年(1804)の10月しかない。このようにしてかんの手術日は文化元年(1804)10月13日と確定したのである[10]。「乳巌姓名録」の文化元年の「10月既望(16日―松木注)」と「乳巌治験録」にある年記を欠く「10月13日」との3日間の差は，10月13日に手術が行われたが，全身麻酔下の最初の症例であったから青洲が3日間それこそ不眠不休の術後管理を行い，漸く16日になって全身麻酔からすっかり回復したので，手術台帳とも言うべき「乳巌姓名録」[9]に「かん」の名が記入されたと解釈するのが最も妥当と考えられる。上記のように解釈しなければ，「乳巌治験録」[7]と「乳巌姓名録」の日付の差「3日間」の差を説明出来ない[11]。

こうして青洲に関する研究を少しずつ進めたが，大きな謎の一つは，何故青洲が「麻沸散」を改良開発するまでに十数年の歳月を要したのかということであった。

青洲は動物実験を行ったとされるが，伝聞の域を脱せず何の確証もない。そこで著者は1985年(昭和60)から青洲の麻沸散(通仙散)と同じ処方を作り，動物実験を行うことにした。ウサギ，ラット，犬を対象にヒトの量に換算して体重(Kg)当たり1倍，3倍，5倍，7倍，10倍，20倍を投与して，その行動を綿密に観察した。しかしウサギ，ラットでは全身麻酔状態を作ることは出来ず，犬では3倍量で急死した[12]〜[15]。

「麻沸散」という漢字から中国古代の名医華佗の創始になるという「麻沸散」の主成分は「(大)麻」とする説が一般的である。このことから大麻のみで全身麻酔の状態が得られるか否か検討した。大麻(マリファナ)については，当時九州大学薬学部におられた西岡五夫教授の御高配により，「大麻」使用の免許を1984年(昭和59)取得し，ウサギ，ラット，犬を用いて実験を繰り返したが，吸入によっても経口投与によっても，これらの動物では結膜の充血と眼脂の他は行動的にも特記すべき変化は何も観察されなかった。

さらにボランティア一人を対象に1987年(昭和62)8月29日に「麻沸散」の人体実験を行ったが，服用後約40分で効果が発現し，その効果は約14〜16時間ほど継続した。「麻酔」中は頻脈の傾向にあったが，不整脈はなく，麻酔中，後の血圧も安定していた。翌早朝の覚醒時の気分は非常に良

好で，悪心・嘔吐もなく，歩行も普通に可能であった。しかし彼女の瞳孔は一週間散大し放しであった[13)16)]。

このような実験を通して知り得たことは，たとえ青洲が麻沸散の動物実験を行ったとしても，動物の種差（species difference）による反応（pharmacodynamics）が区々であり，いくら動物実験を繰り返してもヒトに対する至適な投与量を決定出来なかったであろうことが理解される。さらにヒトに対しても，至適投与量を決定するのは至難であり，投与量を少量ずつ増量する以外に解決の手段はない。しかも附子の投与量を増やして鎮痛効果を上げようと試みると徐脈を招く。この徐脈に対抗するためベラドンナ剤を含む曼陀羅花を増量して，附子による最大の合併症である徐脈からくる心停止を予防すると共に，同時にベラドンナ剤による全身麻酔効果を増加させたことが判明したのである。

このようにある薬物の作用を検討するためには，単に一定の投与量をある特定の動物に用いるのみでは不十分で，少なくとも数種の動物を対象に投与量を変え，投与法も変えてその反応を見なければならない。現在はすべて evidence-based medicine といわれる時代であるが，著者は 10 数年来，青洲の行った全身麻酔の本態を究明するため evidence を積み重ねることを目的に実験してきたことが御理解戴けたと思う。

話は前に戻るが，青洲が最初に全身麻酔下に乳癌の手術を行った患者は現在の奈良県五條市の藍屋かんであったが，彼女についてもう少し知りたいと考え，とくに系譜的背景を講御堂寺の過去帳を中心に調査した。これも evidence-based study on medical history だからである。

この結果を「講御堂過去帳による藍屋家の系譜的研究」[17)]と題して日本医史学雑誌に投稿したところ，1997 年 7 月 23 日付けで編集委員会から返事が来た。それには「掲載『可』」とあったが，しかし問題はその次に記されている「内容について」であり，以下の通りに記してあった。

1．内容について

テーマ・内容・表現いずれも著者ならではのもので，貴重な業績である。著者は 2 頁 2 行目で「医史学において実験的追試を行った嚆矢である」と記しているのに対しては，以下の論文があることを紹介しておく。

三木栄・三木謙"腎機能の日本に於ける最初の実験，東西腎機能の知識，腎動脈内墨汁注入による組織所見（日本医事新報　昭和 35 年 11 月）"（注

この表題は誤っている―松木）　　　　　　　　　　　　　　　　以　上
　上記の通り審査結果に記されております。ご再考下さい。

　つまり著者が「医史学において実験的追試を行った嚆矢である。」と記したのは誤りで，著者の実験が最初でなく，三木栄，三木謙の論文があるではないかというクレームである。なお以上の文面は不思議なことに査読委員による審査原票には記載されておらず，編集委員以外の人物によって後で付け加えられたものであることが判明した。
　もちろん著者は，このクレームを頂戴する前からこの論文の存在を知っていた。三木栄先生には学生時代から医史学研究について御指導戴いていたからである。
　さて編集委員会の提示された問題の三木らの論文[18]は，腎の濾過作用を実験した伏屋素狄の事績を発掘した秀れた医学史の研究である。伏屋素狄（1747〜1811）は和泉国万町の人で，琴坂と号した[19]。解剖生理学上の実験を行っている。特異的な人物で，中でも腎血管に墨汁を入れ，腎を圧迫すると尿管から出るのは墨汁でなくて澄んだ汁であることを見い出し，腎は尿の濾過器とした。このことから彼は日本の実験生理学の祖であると評されている[20]。素狄の研究を行った三木氏自身もこの実験を繰り返したのであるが，それは本来伏屋素狄の実験を医学史的に追試するために行ったものではなかったことを著者の論文の査読結果に勝手な書き入れをした方は御存知ないと思われる。三木栄ら自身はこの論文の中で次のように述べているのである。

　大阪大学医学部第一内科教室腎研究陣に於て，本稿と関係なく，その研究過程の一つとして腎動脈にスミ汁を注入して封鎖 blockage, Blockierung 実験を行った。正に私の欲求するものに対する裏付けとしては，真に好個なものである。素狄等の実験と軌を同じくする実験の一端を，許しを得てここに編入する[21]。（・点著者）

　以上のことから三木博士らは伏屋素狄の医史学研究のために動物実験を行ったのではなかったことはだれが見ても明らかである。つまり三木栄博士の実験は本来伏屋素狄の研究とは無関係であったことが分かる。繰り返すがこのことによって著者松木の論文の査読結果に無断で記入した人は三

木栄らの論文名を知ってはいたが，その内容を何も知らなかったことも明らかになった。

　因みに大阪大学における実験は（下）のIV「腎動脈内スミ汁注入による腎組織の所見」に詳しく述べられており，この章の末尾に次のように記されてる。

　　　（付記）以上は素狄等の実験を追試したまでである。腎臓に限らず他の組織でも，その動脈の分布するところには相似した像を呈するであろう。素狄等の行った腎臓を握りしめる操作は（IIの3を見よ）その効果は疑わしいので省略した。

　本文では関係がないとしているが，ここでは「追試したまでである」としており矛盾がある。文章の重さは本文にあるから，読者は結果的に内容が偶然追試の形になってしまったと解釈するであろう。

　このように著者の三木博士自身が語っているのであるから，この指摘された文献を読む限り，博士の研究を直ちに「医史学において実験的追試を行った嚆矢である」とする訳にいかないことが御理解戴けると思う。偶々別な目的で行った知見を併記したということになり，素狄の実験の追試とは言えない。但しその後三木博士はこの目的のため実験を行ったと言われるが詳しい報告はない。

　evidence がないという点では和歌山医大麻酔科の上山教授も麻沸散の実験（犬）を行ったといわれるが，詳細な発表がなされていない。実験を行っても，これを学会や論文として発表しなければ evidence とならない。

　この evidence 有無の問題は，麻酔科学の歴史においては令に有名で，1842年に米国ジョージア州のアーテンスの開業医クロフォード・ロングはエーテル麻酔下に腫瘍切除を行ったのであるが，それを論文化していなかった。発表したのは1849年（嘉永2）のことであった[22]。そのため4年後の1846年12月16日にボストンのマサチューセッツ綜合病院でトーマス・G・モートンによって行われた公開実験が目撃者の Bigelow 博士によって論文化[23]されたので，これが一般にエーテル麻酔の嚆矢と言われてきた。これに加えてさらにモートンの友人ホレース・ウェルズ，師の一人であるチャールズ・ジャックソンとの先取権（プライオリティー）争いが加

わってだれがエーテル麻酔の真の発見者かについて長年論争が続いていたが，この問題に決着をつけたのはウィリアム・オスラーであった。彼はモートンの事績に関連した論考の中で，次のように述べている。

In science the credit goes to the man who convinces the world, not to the man to whom the idea first occurres[24].

つまりオスラーは一般に衆知させることの大切さ，そのための evidence としての論文化の重要性を指摘したのである。

以上述べてきたように少なくとも現在の基準に合致する evidence を提供出来る点において，著者の華岡青洲に関する動物実験は，少なくともこと華岡青洲に関することでは嚆矢と言えるものである。将来埋もれていた知見が発掘されて，著者以前にこのような試みが行われたという事実が白日の下にさらされるかも知れないが，それこそ医史学の研究であり，大いに歓迎されるべきである。

このような意味において，「科学医学資料研究」誌の有する意義と価値は極めて大きいと考えられる。

文　献

1) 松木明知：「実験医史学」のことなど．科学医学資料研究 231：6-11，1993
2) 1993年3月20日の朝日新聞の編集委員中生加康夫氏の記事の主題は青洲の乳ガン手術である．
3) 呉　秀三：華岡青洲先生及其外科．東京，博鳳堂，1923（大正12）
4) 石原　明：華岡青洲―日本臨床外科の創始者―．漢方の臨床 10：536-553，1963（昭和38）
5) 森　慶三，市原　硬，竹林　弘：医聖華岡青洲．和歌山，医聖華岡青洲顕彰会，1954（昭和39）
6) 南　圭三（代表）：華岡青洲．加賀町，加賀町華岡青洲をたたえる会，1972（昭和47）
7) 天理大学附属天理図書館所蔵
8) 松木明知：華岡青洲と藍屋利兵衛の母．日本医事新報 2467：120，1971（昭和46）
9) 文献3の p.274-286　所収
10) 松木明知：華岡青洲と最初の全身麻酔下乳癌手術の期日．麻酔 21：300-

301，1972（昭和47）
11) 松木明知：華岡青洲と乳癌手術―宗田氏の「華岡青洲の乳ガン手術記録について」を読んで．科学医学資料研究 46：7-8，1977（昭和52）
12) 松木明知：麻沸散の本態．第36回日本麻酔学会関西地方会（京都）．1990年（平成2）9月1日
13) 松木明知：華岡青洲の麻沸湯に関する実験的，臨床的研究．第43回日本東洋医学会（横浜）．1992年（平成4）5月16日
14) 松木明知：華岡青洲の麻酔薬通仙散に関する実験的研究．第93回日本医史学会（東京）．1992年（平成4）6月5日
15) 松木明知：近代麻酔科学を創った華岡青洲―痛みとの闘いの歩み―．日経メディカル（臨時増刊号）1993年（平成5）6月25日，p. 120-3
16) 松木明知，馬場祥子，豊岡憲治，本田純一：麻沸散による全身麻酔．第2回青森県中毒研究会（青森）．1989年（平成元）9月30日
17) 松木明知：講御堂過去帳による藍屋家の系譜的研究．日本医史学雑誌 43：415-422，1997（平成9）
18) 三木　栄，三木　謙：腎機能の日本に於ける最初の実験，東西腎機能の知識，腎動脈内墨汁注入による組織所見（上・下）日本医事新報　1907号，55-63（1950年11月12日），1908号，657-66（1950年11月19日）
19) 中野　操：素狄の生涯素描．医譯（後刊）7：5-7，1955（昭和30）
20) 三木　栄：生理学史上における素狄．医譯（後刊）7：49-50，1955（昭和30）
21) 文献の18の（下）59頁最下段第14行目から
22) Long CW：An account of the firs tuse of sulphric ether by inhalation as an anaesthetic is surgical operations. South Med Surg J 5：705-13, 1849
23) Bigelow HJ：Insensibility during surgical operations produced by inhalation. Boston Med Surg J 35：309-17, 1846
24) Osler W：The first Printed Documents relating to Modern Surgical Anesthesia. Ann Med Hist 1：329-332, 1917

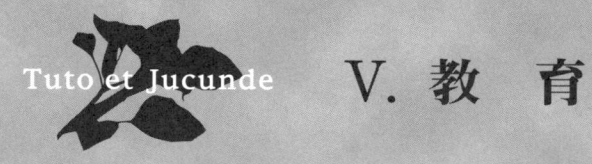

Tuto et Jucunde V. 教育

V-1 Evidence-based Medicine は新しい医学か?

　最近盛んに Evidence-based Medicine ということが宣伝されている。医療行為を科学的に行うためには，単に自分のわずかな経験に基づいたり，他人からの伝聞を鵜呑みにして行ってはいけないということである。論文を参照して行うにしても，少数の論文のみを読んだだけではだめで，科学的に執筆された多数の論文から結論された事柄に基づかなければならない。とくに臨床研究における新薬の治験などの研究は，controlled, double-blinded, randomised という基準を守って得られた知見のみを信拠すべきであるという。従来余りにも各個人の経験のみに基づいた医療が行われていた反省から，このような考えが生まれてきたのである。

　個人の経験はそれなりに大変貴重であるが，あくまでも個人のレベルに留まっていることが多く，たとえデータ化したとしても量的にも質的にも見劣りし，普遍化されることも少ない。科学であるためには普遍化，普遍性ということが必須の条件の一つであるから，個人の経験はあくまでも小さな経験であって，決して科学ではない。

　しかし個人の経験を数多く集め，その中からある一定の基準に合致するものだけを抽出し，適切な統計的処理を行って平均値を求めることは，別な言い方をすれば普遍性を求めることにもつながる。多数例の一つ一つを一つの数値で表現出来る訳ではないから，その時は何か共通的数値とでも言うべきことに注目すればよい。それから何かの手懸かりや示唆が得られるからである。しかしこのことは大きな欠点がある。平均値を得ることによって，切り捨てられる例が数多く存在することである。

　本年7月15日，厚生省は全国各地で多発しているといっても良い程の医療事故の予防のため，"ハットしたトラブル"，"ヒヤットしたトラブル"な

1. Evidence-based Medicine は新しい医学か？

ど，いわゆる医療のニアミスの調査を始めることを発表した。そしてこの調査には危機管理面で長年の経験を有する航空業界，鉄道業界の専門家の助言も受けるという。このような安全面の研究においては，個人の経験したちょっとしたトラブル，つまりインシデントを一つ一つ綿密に検討することが不可欠なのである。

私は医学史の研究を始めてから40年近くになるが，その目的の1つは医療事故の予防のためである。過去約100年間の日本の医学雑誌12万冊余りを閲覧して，その中から合併症や事故の事例を集計してきた。これだけに20年の歳月を費やした。報告された症例であるから，当然偏りがある。しかしこれを十分考慮に入れた上で，合併症や事故が何故発生したのかを検討し，それらを予防するルールを作った。それがMatsuki's Seven Rulesと続Matsuki's Seven Rulesである。しかし多くの医師たち，さらに私が所属する学会，研究会の会員はだれも見向きもしない。古い文献をいくらいじくり廻したとしても，得られるものは何もあるはずはなく，それは単なる"松木の懐古趣味"に過ぎず，そんなことに関わってはいられないというのが彼らの正直な感想だろう。それならばそれでよい。自分自身や指導している若い医師たちがトラブルを起こさなければそれでよい。

しかし現実にはトラブルの山を築いているのである。その典型例が本年1月に起きた横浜市立大学の患者取り違え事件であることを否定する人はいないであろう。厚生省はこの横浜市立大学の事件を反省の材料にして，上に述べたように事故予防の目的のため，まずevidenceとしてのニアミスの調査に着手したのである。厚生省が行うことであるから大規模であり，短期間に多数例が集められることだろう。肝心なのはそれらのデータをどのように取り扱うかである。予想して悪いが，見るべきものはないと思う。所詮委員会のリーダーが厚生省の役人だからである。

私の場合20年近くかかって集めたデータを医学史的手法で分析し，さらにこの方面の研究で最先端を行っている航空業界の方々から御意見を頂戴してきた。具体的には機長，航空管制官，航空業界，航空整備士の方々で，その所属する会社もJapan Air LineばかりでなくAll Nippon AirwayやJapan Air Systemの方々である。これらの方々には現在でも種々御教示を戴いている。

この手法は患者への医療面ばかりでなく，在庫管理，物品管理までに及んでいる。私は麻酔科の科長として手術部内での麻酔回復室と同準備室を

管理している。先般東京から物品管理，物流管理の専門の方々が大学病院にこられて，諸所を視察して示唆を与えたという。もちろん手術部も視察した。当然麻酔回復室や準備室も見た。彼らが異口同音に言うには，「年間全身麻酔件数3000例を行っている麻酔関係の準備室にしては，在庫物品の量は他の病院と比較すると3分の1から4分の1であり，これだけでは仕事が出来ないはずで，他の場所にもっと物品をおいているのでしょう」と説明に当たった婦長に繰り返し尋ねたという。しかし他の室に何も物品をおいていないことを彼ら自身の目で確かめた後で，「どうしてこれだけの器材で仕事が出来るのであろう？」とつぶやいていたという。物流の専門家であるから，この道では私よりも知識も経験も豊富であろうが，彼らは本質を知らないと思う。何でもかんでもコンピューターに在庫量をインプットしておけば，在庫管理がうまくいくと考えている。病院の規模，特性なども考慮に入れないことが多い。だからうまくいかない。在庫管理のためコンピューターを導入したために病院の赤字が大幅に増えた病院を私は知っている。これなどは生半可な知識が災いしたのである。

　このように申し上げると大方の人から非難されるのは必定と思うが，ことさら evidence-based medicine と声高に言う必要はない。今更このように言わなければならないことは，これまで金科玉条としてきたサイエンティフィックな医学がサイエンティフィックではなかった一証左である。日常行っている些細な業務一つ一つを綿密に分析し，無駄を省く，本当に必要なことだけを行う。このことが evidence-based medicine の第一歩であると思う。そのためには"古い"知識を大いに活用すれば良いのである。しかし多くの人々は"古い"知識と"死んだ"知識の区別がつかない。"古い"とは生きている証拠で，生き続けているから"古く"なるのである。"死んだ"ものは古くならない。この区別が分からなければならないと思う。

（平成11年7月31日）

2. 教育と獣性

　ここ十数年間，青少年の犯罪，それもぞっとするような犯罪が増加している。平成 11 年（1999）に発表された「犯罪白書」によっても，また日常マスコミが報道する事件数からもこの傾向を実感出来ると思う。事件が起きる度に，いわゆるその道の権威者と称する人の談話や論説が発表されるが，それが十分に生かされて，事件発生の減少や予防に有効であったという話しは，殆ど耳にしない。少なくとも殺人を含めた凶悪な事件が年々増加の傾向を辿っているという事実はこれを証して余りあると思う。

　マスコミによって報道される青少年の凶悪な犯罪の内容はとても"人間のする技"とは思えない。何故このような事態に至ったか核心をつく議論は余り見受けられないが，私は家庭，幼稚園，小・中学校時代の荒廃した教育が原因であると考えている。これを取りまく社会的環境の影響も大きいことはもちろんである。

　人間は生物である。そして動物である。動物の中でも最も「進化した哺乳類」である。いかに「進化した哺乳類」であっても，その核心の部分は"動物"であることに変わりはない。少し難しい言葉でいうと「獣性」(animality) が潜んでいる。

　青少年犯罪を見ると，この「獣性」が何の抑制もされず，まともに他人にぶつけられた結果であるといっても過言ではない。私はこのように考えている。このように考えなければ，神戸で起きた"サカキバラ"による小学生の首切り事件などは理解できないであろう。私はこの「獣性」を消し去ることが教育の本質であると思う。人間が人間であるためには人間性 (humanity) を有することであり，人間性の一つは，獣性が教育によって深く包まれていて，通常の状態ではこれが表面に出て来ないことである。人

間性というのは何も獣性が表面に出て来ないだけでない。複雑な言語体系をもつとか，祖先崇拝や宗教性（宗教心をもつこと）など多くの条件が列挙されると思うが，中でも重要なものが獣性の包埋であると私は考えている。

　このことは何も私の専売特許ではなく，すでに今から2000年前に中国の孟子が喝破していることである。彼の著「孟子」の「勝文公意句上」に次のような言葉がある。

　人の道為（た）るや，飽食暖衣，逸去して教うることなければ，即ち禽獣に近し（岩波文庫上，p 209）

　（和訳）ところで人間の通有性として，衣食が十二分でぶらぶら怠けていてなんら教育を受けないと，殆どとりやけものと大してちがわないものだ。

　この中で最も注目すべきは「教えなければ禽獣に近し」という一句である。「教え」つまりしっかり教育を受けなければその人は「最早人間といえど，むしろ鳥や獣に等しい」というのである。この言葉をよく吟味すると，前述した青少年犯罪が何故多発しているのか理解できよう。しっかりした「教え」が欠けているからである。

　家庭や小中学校における教育の荒廃が叫ばれて久しい。もっとはっきり言えば，戦後50年間の日本の「道徳」教育に欠陥があった付けが，今噴出しているといっても過言ではない。道徳教育自体は何も悪いことではなく，そのことが直ちに戦前の軍国主義肯定の思想につながる訳でもない。

　問題は道徳を教える先生の"人間性"が問題であると思う。私も多くの現役やすでに退職した学校の先生方を多く知っているが，「おや？」と言われてもおかしくない方々は決して稀ではない。このような先生から教えを受けても，子供の獣性は包埋されない。包埋されないどころか，却って増幅されることもあろう。ここに教育の重要性，逆の見方をすれば教育の欠如の「恐ろしさ」がある。

　孟子の師である孔子は「礼」と「楽」を重んじた。「礼」を教えることは儀礼を教え，社会の中での秩序や序列，つまり組織の中での行動規範を教えることである。外側から強制的に教えるのである。しかし人間を外側からばかり教育しても立派な人間に育たないことを知っていた孔子は，「楽」

つまり音楽によって，人間の内面から人間性を育てる重要性を唱えたのである。今日の言葉で言えば情操教育である。

数年前，私は東京国立博物館で2500年前の孔子と同じ時代の「蘇」の国の領主「乙」の墳墓から発掘された遺品の数々を見たことがある。復元された楽器を使っての演奏（楽器の音階から推定して作曲された曲）を聞いたが，強く心を打つものがあり，初めて孔子が何故「礼楽」を重んじたのかの意義を理解することが出来た。

孔子の言葉にせよ，孟子の言葉にせよ，それらを十分に理解せずに，「今更，そんな古臭いことを持ち出しても意味がない」と嘲笑する人がいるが，そのような人は，後漢書の次の言葉に何と答えるであろうか。

師資の情（師匠としての資質）に勝（すぐ）れざれば，罪当（まさ）に万坐に価す。

(2001年6月21日　和歌山医大を訪れた直後に)

V-3 玄白の「拙速」と良沢の「巧遅」

　玄白とは杉田玄白のことで，良沢は前野良沢のことである。両人共オランダ語の解剖学書，俗に言う「ターヘル・アナトミア」を実質的に2年余の歳月をかけて翻訳し，1774年（安永3）に「解体新書」と題して出版したことで広く知られている。この訳業から40数年経った1815年（文化12），杉田玄白はこの困難を極めた「解体新書」の訳業を回顧して「蘭学事始」を著わした。これは分かりやすい現代日本語にも訳されて，中学校の国語の教科書にも取り上げられたこともある。記憶している方も多いと思う。私が中学校1年か2年の時，「蘭学事始」の現代訳の一部分が国語の教科書に出ていたので良く記憶している。
　ドイツ人の医師クルムスは学生向けにドイツ語で分かりやすい解剖学書Anatomische Tabellen を1722年に出版したが，好評で版を重ね，また各国語に翻訳された。オランダの外科医ゲラルド・デイクテンはオランダ語に訳して，1734年にアムステルダムで出版した。このオランダ語訳の「ターヘル・アナトミア」が日本に輸入され，その中の一本を玄白が持っていた。この本の図は，それまで玄白たちが師から教えられてきた中国の五臓六腑の図よりも人体の構造をより正確に伝えていることに彼らは大きな衝撃を受け，一般の人たちに正しい医療を行う上で，正しい解剖学的知識が不可欠であると考え，この「ターヘル・アナトミア」の翻訳を決意した。この辺の事情は前述した玄白の「蘭学事始」に詳述されている。
　しかしこの時点で，玄白はオランダ語の知識を殆ど持ち合わせていなかったと思われる。そのため，玄白よりはオランダ語の知識を有していた前野良沢を翻訳グループの長，つまり盟主に迎えて数人のグループを結成し翻訳を開始した。このグループの一人に弘前藩の江戸屋敷の医官桐山正

3. 玄白の「拙速」と良沢の「巧遅」

哲が加わっていたことは地元では殆ど知られていない。嘆かわしいことである。

さて玄白は多少の誤りがあってもそれに目をつぶって，とにかく訳業を進め完遂することが急務であり，最終目標であると考えたようである。当時は翻訳出版とは言っても，とくに蘭学の書の出版は決して容易ではなかったので，玄白は政治的にも動いた。「解体新書」の宣伝用のパンフレットとも言うべき「解体約図」を作って関係方面に配布するなどの手を打った。出版や販売の差し止めなどのトラブルを予防したのである。

一方盟主としての良沢は，翻訳についても細かい点まで妥協はしなかったらしい。したがって良沢の目から見れば欠点の多い「解体新書」は決して満足すべきものではなかった。このことは「解体新書」が出版された時，翻訳人として杉田玄白，中川淳庵，石川玄常，桂川甫周の四人の名前が記されているものの，最も功績のあったと思われる前野良沢の名前が披見されないことによって推察されると小川鼎三先生は述べている。良沢はあくまでも，もっと正確な訳に仕上げて上梓したかったらしい。そのため出版時にはその名前を出すことを拒否したのではないかと考えられている。

この「解体新書」の翻訳の業は日本の医学史上ばかりでなく，これ以降西欧の科学や文化の受容の本格的受容が開始されたことから，広く日本の文化史上，高く評価されている。

「解体新書」の翻訳は当時としては正に大事業といってもよい。このような大事業が2年余の短期間で円滑に行われるためには，玄白のように多少の欠点は覚悟の上で事を進めていく人物と，蔭の人に徹してあくまでも地道に正確を期して事を進めて行く人物の二系統の人物がお互に協調して作業を進めて行く必要があると思う。とくにその事業が新しい分野であればあるほど，玄白のように多少の欠点には目をつぶってブルドーザーのように筋道をつけることが極めて肝要ではないかと思う。もちろん荒削りの道を後続のものがゆっくり，そして丁寧に欠点のない道に仕上げていけば良いのである。

私も日本の麻酔科学史の研究や津軽の医学史の研究を続けているが，どちらかというと玄白的に「拙速」の方法で研究を進めている。いずれもこれまで未開拓の分野であり，殆ど研究らしい研究もない。そのため荒削りでもよいからまず一本の道をつけることが大切であると考えているからである。

原史料などの検索に多大の時間を要し，またたとえそれが入手出来たとしても，臨床で多忙な研究者にとって草書体の古文などを読めないことも多い。そのため私は後続の研究者に便利なように，発掘した史料を活字化復刻する仕事を中心に行っている。これまで津軽医事文化史関係 5 冊，北海道医事文化史関係 3 冊，渋江抽斎関係 3 冊，日本麻酔科学史関係 17 冊，英国の麻酔科学史関係 4 冊など合計数十冊を出版した。本当はこれらの中の少数を用いてより精緻な研究をしたいが，資料を後続の人たちに遺すことがより重要であり，私の任務と考えている。

このような研究は基本中の基本であるが，比較的地道であり，世間的には認められることは少ない。目先のことしか見ないことの多い現代的考えからすれば，これらの業績はつまらないと評価されよう。しかし数十年という長いスパンで眺めるならば，それなりの意義があると思う。

しかしここで誤解しないで欲しいが，私の行っている仕事はあくまでも"玄白的"手段で行っているのであり，私の仕事と玄白の業績とが比肩出来ると考えているのではない。繰り返して言うが，私は今しばらくは"玄白的"に「拙速」を目指しているのであり，もう少しすれば良沢的な手段「巧遅」をも目指したいと考えているが，道は未だ半ばにも達していない。

(2000 年 4 月 5 日　東京にて)

V-4 教育 情報発信のための5つの要素

　情報発信という言葉が巷にあふれるようになってから久しい。情報なるものが何であるかの定義は容易でないが，少なくとも受け取る側にとって「新しいもの」，「新しいこと」であることが必須の要件であるように思う。内容自体が古いことでも，受け取る側にとって，それが"初耳"かそれに近ければ，情報として価値があることになる。
　新しければ何でもよいかというと，それだけでは駄目らしく，発信する場所が問題で，小都市からは余り発信できず，大都市からは容易であることを考えると大都市ということも情報発信の必要条件の1つであるらしいが，あえて必須条件とは言えない。
　新しいことは「創造」とも言い変えることが出来る。「創造」，つまり他人には出来ないこと，他地方にないもの，他地方では見ることの出来ないものは，それ故に，その情報を他人，他地方に向けて発信する価値があり，発信された方でもその価値を認めれば受け取ることになる。
　「流行」も一つの創造と言うことが可能であり，当然情報として発信されるが，特にこれは大都市から発せられることが多く，多くのメディアがこの情報を垂れ流しにしている。特に日本では日本人の特性である「付和雷同」と相まって，正に燎原の火のようにこの情報は日本全国を駆け抜けることが多い。
　さて「創造」するための要件は「改良」である。「改善」といっても良い。無から創作することは不可能である。「あるもの」や「あること」に手を加えて改良し，改善しなければ「創作」は生れない。「改良」，「改善」の度合いが著しいものほど画期的と言われるのであるが，いかに画期的なものでも「無」からは生まれない。「改良」し，「改善」するための要件は，「模倣」

である。「改良」し，「改善」するためには「改良」，「改善」する対象がなければならない。その対象は「模倣」によって最も正確に得られるのである。「模倣」するのは一概に悪いとは言えない。「模倣」するだけの力がなければマネは出来ない。

　「模倣」する力を養うためには，「保存」することが大切である。保存されたものを毎日毎日眺めて「模倣」する。少し見ただけ，少し読んだだけでは保存することは不可能で，その内容を深く理解して初めて「保存」が可能となる。「保存」するための工夫ももちろん必要であろう。

　最後に保存するためには，保存するものを先人から「継承」しなければならない。時代が変わりつつある現在，ややもすれば先人たちの業を無視ないし，軽視することが新しい文化の創造であるかの如き錯覚を有つ人がいるが，長いスパンでものを見れば，このような人は新しい文化の創造者でも何でもない。21世紀へあと一歩という20世紀の最後の年，今私たちに求められているのは「継承」，「保存」，「模倣」，「改善」，「創造」という5つの作業を地道に，そして可能な限り経済的に公害を出さずに行うことであろう。

(2000年5月5日)

V 5 教育

「アー」,「アノー」,そして「エー」

　第9回国際ペインクリニック学会のサテライトシンポジュームが東京で7月12日から2日間開催され，私も参加している。国際学会に参加する度に，日本人としていつも身を切られる想いをする。ここ十年程の間に，日本の若い人たちの中には英語の上手な人も増えて来たことは確かであるが，概して日本人の発表者は英語が下手である。もちろん私も含めての話である。

　日本の医師で，外科など他科の方々の英語も聞いたことがあるが，一般的には麻酔科医より上手な人が多いと思う。臨床研修のため留学しても，恐らく麻酔科医は患者が全身麻酔下にあり，患者と余り会話をしなくても良いことが，われわれ麻酔科医が余り英語が上手くない一つの原因となっているのかも知れない。

　国際学会や国内学会で外国人の特別講演や教育講演を聞いて，いつも感心するのは，話自体が非常に円滑であり，とちったりすることが殆どないことである。例えば数年前聴いた米国エール大学麻酔科の P. G. Barash 教授について言うと，60分の持ち時間の講演が丁度58分で終り，その間とちることは一つもなく，日本語でいう所の「アー」,「エー」,「アノー」などの言葉は一言も発せられなかった。全般的に明聴度 (sonolity) が高かったといって良い。これまで多くの外国の方々の講演を聴いたが，英語を母国語とする人たちは皆押しなべて上手である。

　それに比べるとわれわれ日本人は間違いなく話すのが下手である。日本では大学に入学してからも発表の仕方，講演の仕方についての講義がなく，その実習もないから下手なのだという識者の声をしばしば耳にするが，原因はこれだけではない。一体何回練習すればよいか分からないし，まさか

大学に入って話し方を4年間も勉強すればよいという訳でもあるまい。私は自分でそのことを強く意識していないことが話すのが下手な原因の一つであると思う。

　私自身生粋の津軽人であるから津軽弁のアクセントとイントネーション，とくに後者は直そうと思っても仲々直らない。ただ学会発表を行う時には，他地方の人たちの98％位が理解出来る位，出来るだけ標準語に近い発音をするよう努力しているが，話が佳境に入ると，どうしても津軽弁のアクセントとイントネーション一色になる。私自身，自分の講演をテープに録音して分析した結果である。この方が聴く人にインパクトを与える場合もない訳ではない。"個性"の時代であるから，このようなことがあってもよいと思う。

　とは言っても講演は他人に自分の話を聴いてもらい，内容を理解してもらうのであるから，可能な限り正確にそして明瞭にこちらの意図，メッセージを伝える必要がある。そのためには発音も気を付けなければならないのは当然である。

　津軽弁は"中間"の音が多く，私が日常「イ」と発音しているのは「イ」と「エ」の中間の音で，東京の人たちにはむしろ「エ」と聞こえる。私が「イモ」と言っても「エモ」に聞こえるのである。よほど注意して口を横一文字に開いて「イモ」と言わなければ，「イモ」にならないのである。このように発音は大変重要なことであるが，これ以上に注意しなければならないことがあると思う。

　それは私たちは不必要な言葉を余りにもしゃべりすぎるのである。この不必要な言葉とは表題にも示した「アー」，「アノー」とか「エー」とか「エート」である。私自身講演の中で余りにもこれらの語を話しているのに驚いたが，以来教室員にも事ある毎に注意している。彼らもまた私と同じように余りにも頻繁に使っているからである。

　数年前，日本麻酔科学会東北地方会で教室員の発表を聴いて，これらの「アー」とか「エー」とかを数えたことがある。A君は6分間の発表で76回，B君は49回であった。Cさんは53回であった。実に驚くべきことである。一つの文章を話し終わり次の文章に移る時，間を取るため，あるいは次の言葉を考えるために一種の接続詞として使っているのである。日常の会話なら何も目くじらを立てることでないが，学会場は少なくとも真実を追究する学問の場である。聴く者に話者の伝えたいメッセージを正確に明確に

伝え，そして聴く者の耳に快く響かせるため，不要なそして無意味な発語は出来るだけ避けなければならないと思う。

　私は言語学について不案内であるから間違っているかも知れないが，この問題は日本語自体が持っている言語学的特徴に起因するらしく，容易に解決するとは思われない。とは言っても講演や発表を可能な限り他人の耳に明瞭にそして快く響かせたいと思うなら，スライドに示してあることを話し，スライドに示していないことは言わず，そしてゆっくり話し，物理的な音だけで何の意味もないア行の音「アー」，「アノー」，「ウー」，「エー」，「エート」を絶対言わないことである。このようにすれば発表の点数は少なくとも30点アップすることは間違いない。

　　　（2000年7月13日　東京ホテルグランパシフィックメリディアンで）

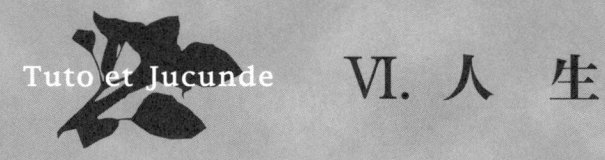

Tuto et Jucunde　　Ⅵ. 人 生

VI-1 戦後日本人の失ったもの

　日本が第二次世界大戦の敗戦を迎えたのは1945年（昭和20）8月15日である。第二次世界大戦と記したが，戦前生まれの小生にとっては大東亜戦争と言った方が今でもぴったりくる。このこと自体私が古くなりつつある紛（まぎれ）もない証拠であろう。1995年（平成6年）には，丁度敗戦50年を迎えて，最早日本は戦後から完全に脱したと声高に叫ばれ，マスコミやそのほかのメディアはこのことについて大きく取り上げ，各界の多くの識者も盛んに発言されているので，記憶に新しいと思う。この時の論調の多くは，戦後の日本の急速な，しかも瞠目すべき復興に焦点をあてたものであったが，少数ながらその中で日本人が見失ってしまったことについても厳しく言及されている。したがって今ここに書いているエッセイのタイトル「（第二次世界）戦後日本人の失ったもの」は，何も目新しいものでなく，むしろ「何を今更」と評される類のものであることは十分に承知している。さらに私の愛読書の一つである山本七平氏の論考の中にも同じ主張がある。否，むしろ私が山本七平氏の著を読んで大いに啓発されたと表現した方が誤りがない。

　さて往時から洋の東西を問わず，人間として守るべきルールが先祖，先輩から教えられてきた。とくに日本では孔子の唱えた儒教の影響が濃厚であり，それに神道，道教，仏教など多くの思想が多重多層的に織り込まれている。その基本的ルールは端的に表現すると仁，義，礼，智，信の五つであろう。この五つは中国では五常として知られる。孔子が教えたのはこの五常であったが，孟子はこの中の仁，義，礼，智の四つをあげて，四端の説を提唱した。その後，漢の董中舒が"信"を加えて，現在我々が知る所の「五常」にしたという。

さて先輩の話から想像するに，戦前の日本人は少なくともこの「五常」を少なくとも"多少"身につけていたようであるが，現在の日本人は，きれいさっぱり，この五常を捨て去ったように思われる。日本人は全てを水に流してしまう風習を持っているが，悪いことは水に流しても，良いことまで水に流して忘れてしまうのは良くない。このことを強く感ずるのが団体で行動している時の日本人の態度である。

　私は1999年10月13日成田発ロンドン行の直行便に乗ったが，この機に多くの日本人の団体客が乗り込んでおり，彼らの行動は"「五常」をきれいさっぱり忘れた日本人"以外の何ものでもなかった。まず「仁」については論外である。孔子さえもこの「仁」を目指していたのであるから，われわれに「仁」が欠けているといっても致し方のないことかもしれない。しかし「仁」を目指して努力することが，誰にも求められている。次の「義」が問題である。「義」とは目上の者と目下の者との関係を言う。少なくとも上の者の主張は，下の者から深い尊敬の念が得られるようでなければならないし，それに従うのが社会一般の通念であるということを「義」と言うのである。「義」は別の言葉で言うと「宜し」を言うのであるが，「義」も基づく行動が正しくなければならない。これが誤解されてしまった。だれかがやること，皆がやることに盲目的に，義務的に参加しなければならないと考えることになった。大石蔵之助の行動は一部の人によって義挙と評価される。しかし最近は全く何も考えずに他人の行動に参加する傾向がある。ここで記すのははばかれるが，今年起こった三重大学医学部学生と慶応大学医学部学生による集団レイプ事件などはこの典型であろう。これは「宜し」どころでなく，全くの「悪し」以外の何ものでもない。British Airwaysの中でも一人が騒げば，だれでもその人をたしなめることはなく，却って火に油を注ぐような行動をする。誤った「義」に支配されているのである。誤った「義」が生まれる背景には「礼」の欠如が指摘されよう。「礼」が欠如すれば「無礼」になる。とくに戦後，教養のないアメリカ人の態度を見て，これが正しい民主主義と日本人が勘違いをしたためである。教室を訪れる外国人の教授たちに酒が入った席で冗談まじりに「日本はアメリカに自動車を輸出しているが，アメリカは日本にrudeness（礼儀のないこと）を輸出している」と言うと，にやにやしながら彼らはこれを認める。

　第4番目は「智」であるが，「知」といっても良い。今の人たちは「知識」

の断片を持っているが，それを活用する術を知らない。「知慧」がないのである。知の断片をコンピュータの中に見い出して喜んでいる。「智」,「知」は別の漢字で表現すると「通」となる。「智」は応用してこそ「智」である。このことを「通」と言うのである。「通」でない「智」は自分勝手な「智」であり，時として他人に害毒を及ぼす。通用しない「智」は普遍性がないことになり，従って科学的でもない。今回の飛行機の中での団体客，つまり某県の教職から定年退職した方々，それから某一流会社のグループの「智」の程度は，まるで中学生並であったというと言い過ぎであろうか。

　最後の「信」は信仰を持つということでなく，他人との約束を守ると言うことである。信頼関係の「信」である。たかが12時間の飛行機の中で，直接会話もしない他人の「信」などは分かるわけがないが，「義」も「礼」も「智」もない彼らに「信」がある訳がないと考えても，決して誤りではないと思う。

(1999年10月13日　British Airwaysの機内で)

VI-2 日本人の失った礼儀

　第二次世界大戦後，日本人は多くのものを失ったとされている。それまでの価値観が一変し，すべては悪であったとする反動から，そのままで連綿として守り続け，後世に伝えて行くべきことまでも捨ててしまったのである。このようなことは識者によって多くの著書や雑誌で，またテレビなどで繰り返し述べられてきたので，今更私が繰り返す必要もないと思う。しかし，どうしても記さなければならないようなことを私が再三経験した。
　戦後日本人が失った"もの"は多いと記したが，中でも"礼"を失った意義と損失は計り知れないと思う。
　私がいう"礼"には二つの意味がある。一つは"お礼"を言うの"礼"である。一般にお世話になった場合，少なくとも日本の社会ではお礼を言うのは当たり前である。しかし最近の若い人はお礼を滅多に言わない。例えば食事やパーティに招待された翌日に，招待者に会った場合，少なくとも「昨日（夜）は有り難うございました」くらいいわなければならないのは当然であろう。アメリカ，イギリスさらには中国などではこの習慣がないので，このことは外国の人たちに当てはまらないことは言うまでない。しかし日本に住んでいるからには，このような習慣があることを彼らに教えるべきである。以前教室にマッキンタイヤー教授が客員教授として滞在した時，このことを教授に教えたことがある。以来，日本に来るたびに教授はこの習慣を守った。いたずらに外国ではそのような習慣がないからとして，彼らの習慣を真似るべきでない。
　種々の会議や編集会議で，本来の仕事に区切りがついた時，異口同音に話題にのぼるのが教室員のマナーの悪さ，つまり"お礼"を言わないことであるが，このことは決して若い人たちだけの問題でない。若い人たちに

教えるべき立場にある50代の人たちも，"お礼"を言うことをすっかり忘れたらしい。お礼を言う人の割合は10％以下である。この数値が高いのか低いのか速断は出来ないが，少なくとも50年前には想像も出来なかった数値であることは間違いない。

　私の言う二つ目の礼とは礼儀，つまりマナーのことである。これについては私がとやかく主張する資格がないことは十分に承知している。しかし次に示す例などは，だれが聞いてもおかしいと思うだろう。

　ある喫茶店にそれぞれ乳児一人を連れた若い母親が二人入った。飲み物を注文し，約二時間オシャベリをして帰った後にテーブルには山のように積まれたティッシュペーパーの残骸に加えて，二つのおしめが残されていた。「汚いものや不要なものはどこでも捨ててかまわない。あとは他人がどうにかしてくれる」と考えているから，喫茶店で使用済みのおしめでさえ，持ち帰らず放置していくのであろう。

　これは決してフィクションではない。実際にあった話しである。そしてこれに類するエピソードがこの他にも沢山ある。このことは取りもなおさず，日本の社会全体として礼儀やマナーがとっくに失われ，好きな時間に，自分に都合のよいことだけを好きなように行うことが正しい，と誤解しているからではないかと思う。

　礼儀は一種のルールである。一人で生活するのではなく，ある人数以上で生活するためにはどうしてもルールが必要である。ルールがなければ生きて行くことは不可能になるからである。礼儀は生きて行く上で，極めて原則的なルールである。

　この原則的なルールが世の中から失われるという現状は考えただけでも恐ろしいことで，このため結果的に多くの具合の悪いことが生じていることは容易に想像出来よう。昨今，マスコミで大きく取り上げられている医療事故の過半も，この原則的な社会ルールが守られていないことと全く無関係でないと私は考えている。このような考えからすれば，医療事故はなくならないと私が考えていることも理解してもらえると思う。

（2001年1月8日）

VI 3 人生 「信」の大切さ

　ここ数年来の日本の政治，経済，教育などの様々な分野における混乱振りは，正に目を覆いたくなる状態である。とくに政治や経済の惨状は多くの識者のみならず，一般市民の均しく指摘するところである。このような状況の原因は，唯一つ国民が政治や経済に対する信を失ったことにあると思う。政治家が不正な手段で金を集め，その金を背景に自分の勢力を拡大することばかりしているから政治不信を招き，国民の政治への関心は低下するばかりである。また銀行人や経営者も見境もなく融資や投資を繰り返して経営破綻に陥り，結果的に国民の経済に対する不信を招き，国民が将来に多大の不安を覚えるため，貯金して誰も金を使おうとはしない。その結果が現在の経済状況である。

　医療界においても例外ではない。平成11年（1999）1月11日の横浜市立大学附属病院で起きた手術患者取り違え事件以来，毎日のようにテレビや新聞で報道される医療事故，医療ミスによって，日本の医療は国民の信を失ったといっても過言ではあるまい。これは決して誇張ではなく，著者が友人から医療に対する極めて厳しい言葉を頂戴していることからも明らかであろう。

　古来人が守るべき道として，東洋では「仁」，「義」，「礼」，「智」，「信」が唱えられてきたが，医療者にとって最も大切なのは最後の「信」であろう。もちろん「信」以外の「仁」なども大切なことは言うまでもない。「仁」も何も難しいことはない。他への思いやりのことである。

　さて，この「信」の大切さを20年来，筆者に教えて戴いているのが黒石厚生病院の石川惟愛先生であり，さらに最近10年間では，カナダのアルバータ大学麻酔科の故ジョン・マッキンタイヤー名誉教授である。

医師として「信」を考える場合，3つの信が不可欠である。第1は診療の信である。広くて深い知識，巧みで正確な医療技術，そして患者に対する偽りのない説明を欠いては，医療者としての「信」を患者から得ることは出来ない。診療ばかりが大切なのではない。「研究」の信も大切である。「研究」というと臨床の第一線の医療者は「研究など大学の人間がやればよいことで，自分とは関係がない」と答える人が多いが，これは大きな誤解であろう。自分の知識にしても，技術にしても，時間の経過と共に量的に減少し，質的に低下し，色が褪せてくる。一方自分の外の知識は量的にも質的にも増え，技術も進歩している。しかもそれは日進月歩どころか，秒進分歩とも称すべきほど急速な勢いである。したがって自分と外界の間に大きなギャップが生ずる。このギャップをいかに狭くするか，埋めるかが大問題であり，これをいかになし遂げるかが「研究」である。私はこのように「研究」を把握している。したがって「研究」なくしては，もはや過去の人に過ぎない。「研究」つまり，科学することによってのみ"現在の人"たりうるのである。"過去の世界"にしがみついてもそれは何の意味も持たない。因みに「歴史」の研究をすることは，過去の世界にしがみつくことではない。現在の世界を見つめるため過去を研究することである。

　医師として「診療」，「研究」ばかりが大切なのではない。自分の得たものを同僚や後続の者に伝える義務がある。コメデイカル関係の人たちへ教えることも重要である。それは「教育」の信である。難しくいうと普遍性を求めるといってもよい。とくにものを論理的に考える「ものの見方」，「ものの考え方」や技術（アート）面については，教えることが極めて大切である。

　もちろん教えたからとてそのすべてが他人に伝授される訳ではない。教える者と教えられる者の間に良好な関係が必要である。禅でいう所の「啐啄」である。教えるためには教え方が上手くなければならないし，忍耐強くなければならない。教え方がまずいと相手を益々混乱に導いてしまうし，怒って教えては，相手はそのことに対する関心を失ってしまう。このことからすれば，あることを自分で本当に理解したか否かは，他人にいかに正確に，いかに分かりやすく伝えることが出来るか否かであろうと思う。

　以上の述べた医師の「信」，つまり「診療」の信，「研究」の信，「教育」の信は医療を行う医師にとっても不可欠なものであるが，これだけがあればよいというものではない。医師といえども「人間」であり，医師である

3.「信」の大切さ

前に「人間」でなければならないし,「人間」としての信がなければならない。私が考える「人間」としての信とは自分の名誉や利益を可能な限り追求しないことであると思う。もし利益や名誉を追求するにしても一番最後にそれを求めるべきであると考えている。

このことを私に強く教えて下さったのはカナダ・アルバータ大学の故ジョン・マッキンタイヤー教授で,先生は自分の名誉,栄達を省みず,弘前大学医学部麻酔科のために,1990年から1997年までの8年間,毎年2カ月ほど弘前に滞在し,麻酔科学,医学の教育に尽力した。

いわゆる客員教授として来られている方に対して最大限の礼をもって遇するのは当然と思われるが,大学側の不合理な規則,例えば大学の宿舎は連続一週間を超えてはならないということによって,大学の宿舎「文京荘」に5日間滞在しては,土,日は市内のホテルに移動するという不便な生活にも愚痴一つこぼさず,熱心に講義をして下さった。教授は全く自分の利益,名誉を追求しなかったのである。このようなマッキンタイヤー先生の教えを固く守って,私の教室では,麻酔科学教室自体の利益,麻酔科の教室員のためだけの利益を追求することを緊く戒めている。臨床の科全体のこと,医学部全体のこと,大学全体のこと,社会のことを考えなければならないという先生の教えを実践している。

一見,外部に対して消極的とも見えるかもしれないが,決して消極的ではない。医療人としての「信」を持ち,それを貫くためである。医療はチーム医療である。医療であるから患者も含めて複数人間が関与している。したがってその間の人間関係が極めて大切である。この人間関係において最も肝心なのが「信」であり,これ故に私は医療において最も大切なことは「信」であると主張しているのである。

(2001年5月25日　東京にて)

VI-4 Willhelm Erdmann 教授の生き方

　Willhelm Erdmann 教授は，オランダのロッテルダムにあるエラスムス大学医学部麻酔科学教室の主任教授である．正確に表現すると主任教授であった．教授はドイツ人でマインツ大学医学部を卒業し，故あってオランダの大学の教授になったのである．そしてこの6月末日を以って主任教授の職を辞した．それまで学内のトラブルのため短命であった同大学医学部麻酔科の主任教授を20年務め，丁度切りの良い2000年を以って人生に一区切りをつけたいと考えていたという．もう一つの理由として教授は1940年生まれで，私より一つ若いが，丁度満60歳を迎えたこともあるという．今回国際ペインクリニックの学会のシンポジストとして来日される予定であったが，事情があり来日されなかった．お会い出来るのを楽しみにしていたが大変残念である．

　私が Erdmann 教授に最初に会ったのは，尾山前教授が1982年5月に客員教授として弘前にお招きした時であった．教授を一目見るなり私はびっくりした．相撲取りに劣らない堂々たる体躯に加えて，眼光は鋭く，その上頭をつるつるに剃り上げている．おまけに，はきものは例のオランダの木靴のポックリ（正式にはクロンペン Klompen という）であった．

　当時尾山前教授の下で Erdmann 教授接待の雑用係をしていた私は，Erdmann 教授の講演の内容については全く記憶がない．医学部学生や大学院学生への講義が終了した後，慣例の医局での懇親会で，私たちとも親しくオランダやヨーロッパにおける麻酔科の事情を語ってくれた．正直に申し上げれば話の一部分しか理解出来なかったと思う．さて医局での懇親会が終了し，Erdmann 教授をホテルに御案内申し上げたが，若い人たちともっと話をしたいという．尾山先生はアルコール類をほとんど嗜まれないため，

医局での懇親会でErdmann教授は少し遠慮されたのであろう。しかしドイツ人であるからビール，ワインは大好物である。Erdmann教授の強い，しかし決して強制的でない，しかも若い人たちと心から話をしたいという要望を容れて，私はワインを飲める場所を予約して教授を案内した。Erdmann教授は非常にくつろいでドイツのワインを飲みながら，私たちの素朴な質問にもにこにこして応じてくれた。教授はハバナ産の葉巻を一時も手離さない。私が"ワイン"を飲んだ上に"シガー"は健康に悪いのではないかと半分冗談まじりに言うと，Erdmann教授は少し真顔になって次のように言った。"Listen to me, Dr Matsuki. You know. I can only once in my life. I can not live twice. I want to enjoy my life. I am doing what I want to do but I don't want to disturb others."一語一語は正確に記憶してないが，全体としての意味をほぼ正確に伝えていると思う。続いてゲーテやシラーなどドイツの誇る詩人たちの詩の一節を吟じ，人生はかく生きるべきと説いてくれた。私がヨーロッパの教授たちとアメリカ人の教授たちとは少し違うと感じたのも，この時である。

以来，Erdmann教授とは国際学会などでお会いする度に努めて話をし，多くのことを教えてもらった。1982年9月ロンドンで第4回ヨーロッパ麻酔科学会があった時，教室のスタッフを連れてインド料理店に行く教授と偶然会ったが，私たち4人も一緒に連れて戴き，大変有意義な時間を過ごした。1996年シドニーで第10回世界麻酔科学会が行われた時も，会場でしばらく教授と話した。健康のため少しシェイプアップしたということであった。

Erdmann教授は大の日本びいきで，日本で開かれた国際学会や日本麻酔科学会など大きな学会のために来られた。しかし昨年私の所へ来られた時は全く違っていた。

1989年から毎年教室の客員教授としてお出で戴き極めて多くの御教示を戴いたカナダ・アルバータ大学のJohn McIntyre教授が交通事故のため1998年3月12日に急逝した。私にとっては正に寝耳に水であった。故McIntyre教授を偲んで，教室が主催している青森臨床麻酔科学研究会でのJohn McIntyre Memorial LectureをErdmann教授にお願いした。Erdmann教授は故McIntyre教授のヨーロッパにおける最も親しい友人であった。このような意味で私はErdmann教授に，日本の一地方の，しかも教室が主催する研究会であるが，故McIntyre教授を偲ぶ意味もあるの

で是非講演をお願いしたいと手紙を差し上げた所，超多忙なスケジュールを特に私たちのために割いて下さって，1998年10月に来弘した。この辺もErdmann教授の人柄が感じられる。講演は故McIntyre教授を追悼する言葉で始まり，Erdmann教授が永年研究してきた閉鎖式麻酔法の開発の経過について分かりやすく解説して戴いた。手術室での私たちの行っている全静脈麻酔を見てもらい，また時間を見つけて，当時大学院4年生だった橋場英二君（現在英国レスター大学留学中）の博士論文を丁寧に添削して戴いた。橋場君が教授を弘前公園の紅葉まつりに案内した所，教授の前の道はさっと左右に分かれたという。無理もない話で，頭がつるつるで，眼光鋭い大男が葉巻をくゆらせながら歩くのであるから，多くの人々はマフィアの親分でも来たのではないかと，さぞびっくりしたことであろう。

　Erdmann教授の帰国に際して私は東京まで見送りをしたが，Erdmann教授は，ドイツ人でありながらオランダで教授職を務めることの難しさ，決して文章になることがない教授会の内幕のことや教授選考のこと，マインツ大学で種々苦労したこと（Erdmann教授の師Frei教授は猟銃自殺したが，その真の原因は未だ謎に包まれたままである），教授としていかに種々の問題に対処するかなど教えて戴いた。

　退職後はフランスに買い求めたブドウ畑を利用してワイン作りを楽しみたいと言っていたが，本当にそれが実現した。教授の永年の夢が叶ったものであろうが，この蔭には奥さんの実家がドイツのワインの醸造元であることも預かっている。

　人はそれぞれ夢を持っているが，普通は仲々実現出来ない。夢の実現を阻む家族との関係，親族との関係などの周囲の状況など余りにも多くの因子が複雑に絡み合っているからである。Erdmann教授は，その中で運営が極めて困難な教室を建て直し，維持して，世界でも一流の教室に育成した。このように大変な困難の中で教授がこれまでやって来られたのは，教授自身の人柄にあるのではないかと思う。

　最後に唯一つ付け加えておきたいことは，Erdmann教授は，良い意味で，自分がドイツ人であることを決して忘れていないことであり，それに誇りを持っていることである。

（2000年7月14日　東京，台場のホテルで）

VI-5 虚需

　虚という漢字の存在を忘れてしまう程に世の中は虚に満ちている。虚の字が下につけば謙虚など良い意味の熟語にもなるが，上につけば虚心，虚礼，虚言，虚美，虚構，虚語など悪い意味の言葉は枚挙にいとまがない。その中でも最大のものは虚報であると私は考えている。

　さてこの言葉は岩波の広辞苑にはあるが，普通の漢和辞典には出て来ない。デマ，噂の類から大したことでないために針小棒大と称される類の情報で，実にこの世は虚報に溢れている。その溢れ方は尋常ではなく，最近話題になっているダイオキシンやトリクロロエチレンによる汚染どころか，それよりももっと深刻な被害を環境に与えているにも拘らず，人々はそれに気づかない。耽溺状態にあるからであろう。このように深刻な状態を齎した最大の要因はコンピュータの普及であろう。確かにコンピュータによって世界の中は便利になった。私はこのことを否定しない。私が問題にしたいことは，コンピュータの使用によって情報が瞬時に放たれ，それによってものごとすべて容易になったことである。容易になったのであるから何も目くじらたてることはないではないかと非難される方が多いと思う。どんな世の中でも，容易になってよいことと，容易になってはならないことがあるが，その区別がつかなくなっていることが問題なのである。例えばコンピュータによって海外のショッピングも大変便利になったという。結構なことである。店で買えない品物を，店で買うより多分安い価格で購入出来るのであるから，本人にとっては喜ばしいことに違いない。しかしこのように安易に事が運ぶと，人間は己の限度を忘れ暴走する。欲望には限りがないからである。友人から聞いた話であるが，これが病みつきになって支払いが出来ないほどの買い物をした人がいるという。それは本

人の問題であって，何もインターネットなどが悪いのではないと言われるかも知れない。確かにそうである。自制するかしないかは本人であり，自制出来ない人は情報に近づかなければよいのである。しかし手段があれば，それを使いたくなるのが人間であろう。

　だれでも多くの情報があれば便利であろうと思う。選択の幅が広くなるからだという。しかし私は必ずしもこれに賛意を表さない。このことを若い人たちとの共通の話題にしていたら，異口同音に私が誤っていると非難された。彼らは立場を考えないから，まず自分の利益になるかならないかで判断する。そこで私は設問を用意し，一つ選択肢を示した上でその是非を尋ねた。彼ら一人ひとりは即座に回答した。それはおおむね妥当なものであった。次にもう一つの設問をつけ加えて再度質問をした。情報量が多くなったのである。それに対する回答は半々に分かれた。さらにもう一つの情報をつけくわえて尋ねたら，彼らの答えは区々であった。妥当と思われる回答は約三分の一に減少したのである。このことは情報が増えたことで必ずしも望ましい回答が得られるとは限らないことを如実に示している。もっとも情報の種類，質，それを受ける人の立場，状況が異なるから一概に決めつけるのは困難であろう。

　このような虚報に踊らされた人々が，社会が必要でないもの，無駄なもの，不要なものを買いあさったのが"バブル"であり，その結果がいかに無駄であるかは，何の説明も要しないであろう。この必要でないものを虚の名を用いて表現すれば虚需ということになる。元来「虚」であるから実体がない。実体がないからいくらでも大きくなる。実体があればその膨張度には限界がある。膨らんでも針小棒大程度である。針が実体の核であり，大きくなってもせいぜい棒になるのが関の山である。しかし虚の場合，実体がないのでいくらでも膨らむ。名誉欲，出世欲などの例を示すまでもない。膨張させるのは我々に欲望があるからである。生きている限り欲望はなくならないから，欲望を制御してほどほどにすることが大変困難なことは言うまでもない。

　このような虚需を持たない生き方が人間として立派であることは言うまでもないが，このことはとくに社会のリーダーに強く求められている。ところが，得てしてリーダーは欲望が強い故にリーダーになった人が多く，その地位の持つ権力によってその欲望をさらに求めようとする。これが虚栄心である。

（平成10年8月15日）

VI 6 人生 一期一会
―Harvey Cushing の 4 つの業績のこと―

　この世に生をうけて半世紀以上も経つと，どんな人にも，その人生に大きな影響を受けた人物がいるはずである。ここで言う影響とは必ずしも直接個人的に会って，その人の言動に強く影響を受けた場合ばかりでなく，聴衆の一人として講演を聴いたとか，書物やその他のメディアによって心の琴線をゆさぶられた場合も含んでいる。人物の数は必ずしも 1 人とは限らない。中には 10 人以上の人に影響を受けた人もいるかも知れない。もし影響を受けた人物がだれもいないというのは大変悲しむべきことで，その人は人間的にも未熟であることを物語っていると思う。

　私の場合，このような人物は 5 人いる。その 1 人は Harvey Cushing (1869〜1939) である。彼の歿年 1939 年（昭和 14 年）は私の生年であるから，もちろん実際に会ったこともない。彼の伝記を読んで大きな影響を受けたのである。

　さて少し Cushing のことを記そう。Cushing はエール大学で一般教養を学び，それからハーバード大学で医学を学び，1895 年に卒業した。卒業後ボストンのマサチューセッツ綜合病院でインターンとして訓練を受けたが，この病院の勤務中，術前や術後の所見，さらに剖検の所見を記録し，図を描くことに努力した。彼はその後も臨床に関与している間，記録を取り，絵を画くことを続け，そのため彼が勤務する病院の記録などは一層芸術的，しかも科学的になったという。

　1 年後の 1896 年にジョンズ・ホプキンス大学で外科 4 年のレヂデント生活を送るため，ボストンからバルチモアに移った。この大学の外科の教授は有名な W. S. Halsted であり，その強い薫陶を受け，同時に内科学の William Osler 教授の内科学の力量とヒューマニズムにも強い影響を受け

た。4年間のレヂデント生活を終えると，Cushing は1年間ヨーロッパに遊学した。ベルン大学では Kronecker 教授の下で頭蓋内圧の測定法を研究し，リバープールでは生理学の Sherrington 教授の下で猿の脳皮質の運動野の研究をした。遊学を終えて大学に戻った Cushing は Halsted 教授の下で10年以上外科学の研鑽に努め，ジョンズ・ホプキンス大学の外科学の伝統を守った。この間多くの大学から教授の席の申し出があったが辞して断った。1910 年，ハーバード大学は外科の教授として Cushing を招くことに決定し，2 年間の交渉の末，彼はハーバード大学医学部の Moseley professor of Surgery に就任した。この年に Cushing は歴史に残る有名な単行本「下垂体とその異常」を出版している。ハーバード大学を辞して，エール大学の Sterling Professor として赴任したのは 1933 年 63 歳で，6 年後の 1939 年 10 月 7 日に没した。

　Cushing の業績は大きく 4 つに分類されるが，以下簡単に言及したい。

　第一の業績はもちろん脳外科学における業績である。Cushing disease, Cushing syndrome はだれでも知っており，Cushing phenomenon も広く知られている。こればかりでなく，下垂体腫瘍摘出術における経蝶形骨接近法，銀クリップによる血管結紮，骨蠟による止血法の採用などである。いずれも現代の脳外科の基本的事項であり，手技である。手術や術後管理の責任を殆んど一人で専制的に行ったため，これを非難する人もいるが，秀れた手術の成績が全てを物語っている。1917 年第一次世界大戦ではハーバード大学のチームとしてフランス戦線の第 5 野戦病院に赴いて，負傷者治療に尽力した。脳外科上の功績で多くの名誉が与えられたことはもちろんのことである。

　第二の業績は余り知られていないことであるが，Cushing は手術中に患者の全身状態をモニタして記録したことである。現在でこそ麻酔や術中に血圧，脈拍，心電図などをモニタすることは常識というより必須とされるが，彼が少なくとも手術中の血圧のモニタを提唱し実行したのは今から約 100 年前の 1901 年のことであった。患者の全身状態を監視して，その安全性を確認しながら，脳外科の手術を行ったからこそ，Cushing の手術成績が良かったと考えられる。

　第三の業績は Cushing は医史学者としても一流であった。その証拠として近世医学のスタートとなった Andreas Vesalius の著「De Humani Corporis Fabrica」（人体の構造について）に関する書誌学的研究である名著「A

Biobibliography of Andreas Vesalius」を掲げることが出来る。この著書はVesaliusの研究には不可欠である。Vesaliusのこの解剖学書がどれほど大きな意義を有するか，ここで十分に論ずることが出来ないのは残念である。正に「De Humani Corporis Fabrica」はVesaliusの天才的な業績といってもよいと思う。CushingはVesaliusの書誌を作ったばかりでない。Cushingは自分が大変影響を受けたWilliam Oslerの伝記を，1920年から4年の歳月をかけて執筆した。伝記中の白眉と称され，これによってCushingは1926年度のピューリッツァ賞を受賞した。

　第四の業績はこれにもWilliam Oslerの影響を受けて，Cushingは医学史研究の一環として医書を収集した。そのコレクションは有名で，現在Yale大学医学部の稀覯本コレクションの中心をなしており，このためYale大学医学部の図書館はHarvey Cushing/John Hay Whitney Medical Libraryとその一部にCushingの名を冠しており，世界的に有名である。因みにJohn Hay Whitneyは1926年のエール大学の卒業生で，1957年から1961年に米国の駐英大使を務め，帰国後ニューヨーク・ヘラルド・トリビューン，インターナショナル・トリビューン紙の主編集者を務めた。妻のBetseyはCushingの娘である。

　以上述べたようにCushingは脳外科医としてばかりでなく，患者の安全な全身管理に意を用い，医学史にも関心を持って秀れた研究を行い，加えて稀覯医書の収集家としても有名であった。

　学生時代から医学史に興味を持っていた私もCushingの伝を読み，少しでも彼に近づきたいと考えた。麻酔科医として全静脈麻酔の開発に努力し，そして患者の全身状態を監視するモニタの研究をして，その充実に努力し，医学史の研究で中川五郎治の書誌を上梓し，西洋医学の稀覯書を少し収集しているのもCushingの影響が強く，一歩でもCushingに近づきたいと考えているからである。このように考えると立派な先達の伝を読んで少しでもそれに近づこうと努力することは，明確な目的を持つという意味からも大変意義のあることと考えている。先達の伝を読むか読まないかは正に一期一会である。

(平成11年3月21日　春分の日に)

VI 7 非日常性を求めて

　人間は自分が持っていない「もの」や「こと」を求める動物らしい。この持っていない「もの」や「こと」をもう少し具体的に示すと非日常性といってもよい。これでは益々解らなくなるから，空間的に表現すれば「他の場所」，「これまで行ったことがない土地」，「何か楽しいことが経験出来る場所」ということになり，時間的に表現すれば「過去」か「未来」かということになる。このような場所を求めるから旅行するのである。旅行する場合，大抵は普段慣れ親しんだ土地とは異なった地に往くことが多いのも，われわれが非日常性という異なった環境を求めているからである。山間の地に住んでいる人が海浜の土地に往くとか，大都市に住んでいる人が人里離れた深山の温泉を求めるのもこの例に入るだろう。近年の交通手段の発達は人々の行動可能な空間の範囲を大きくした。例えばジェット機の発達で外国旅行も国内旅行と殆んど変わりなく出来るようになった。外国旅行に多くの人々が出かけるのも，国内の土地よりも一層非日常性の度合が強いからである。

　一方時間的にも人は非日常性，つまり過去を求め，未来を求める。過去や未来にロマンを感ずるのも，その非日常性の故であろう。遺跡が発掘される度に，古代史ブームといわれるほど多くの人が見学に訪れるのもこのためである。現在東京などで行われているNHK主催の世界4大文明展の入場者もすこぶる多いと聞いているが，やはりその中に多くの非日常性があるからだと思う。もっともこれらをまとめて，単なるわれわれにとっての好奇心に過ぎないということも出来るが，好奇心なるものを分析すれば新しいもの，未知なるものに対する興味となり，結局は非日常性といっても良いことになる。

7. 非日常性を求めて

　さて上述した空間的，時間的非日常性の対象はもちろん自己ではない。国内の観光地であれ，深山の温泉地であれ，名所旧跡であれ，将又海外のリゾート地であれ，すべて自己以外である。つまり人間は自己より外界に非日常性を求めているといってもよい。

　自分の中に非日常性を求めるのは大変困難であり，種々の問題を引き起こす。自分の中の非日常性には良い面と，悪い面がある。もちろん悪い面の非日常性が生じてこないように，もし生じても，それが表面に出ないように制御するのが倫理感である。一方良い面の非日常性とは，過去の自分，現在の自分を知悉し尽くして，自分の長所を伸ばし，その欠点を直し，そしてより良い未来の自分の姿を作ることである。このことは言うは易く，行うは至難である。

　改善とは自己の欠点を認めて，それを是正するのであるから，まず自己の欠点を認めなければならない。このことがわれわれにとっては仲々難しい。日常性の中にいて，自己の欠点を見つめても，それが正確に見えてこない。そのために非日常性の中に身を置けば，自己を正確に見つめることが比較的容易になることが多い。外国に留学して自分の姿，自分の欠点が初めてよく分かるというのもこのためである。

　私自身，日常性の中に埋没しているのではないかという危機感にいつも襲われる。これから脱却するため，私は最近，旅行をすることにしている。といっても，休暇を取っての旅行ではない。例えば今月の12月8日（金）には午後7時30分頃まで東京で会議があった。12月11日（月）には午後2時から同じく東京で日本医学教育学会の会議がある。9日（土）に帰弘して，また11日（月）に上京するのは時間的にも経済的にも無駄であるから，この間を利用して旅行するのである。旅行といっても私は世間でいう観光はしない。今回12月9日伊豆の伊東市を訪れたのは，伊東市の仏光寺を訪れるためである。この寺の第一世伊東八郎左衛門朝高が私の家の遠祖であると父から聞いている。伊豆に配流になった日蓮を手厚くかくまった故に地頭であった朝高の一族は追われて津軽の地に至り，落ち着いた先が中津軽郡の松木平村であった。だからこの村には伊藤（東）姓が多いのである。私の祖先はこの松木平から出たので松木姓を名乗っている。

　私にとって伊東市の仏光寺を訪れることは空間的にも時間的にも全く非日常性の世界である。それ故に単なる観光などはせず，墓参りの後，ひたすらホテルで自己改革つまり自己の良い意味での非日常性を求めて読書三

昧にふけっているのである。

(2000 年 12 月 9 日　伊東市の仏光寺を詣でた後で)

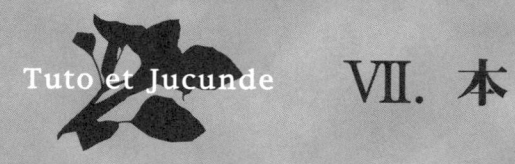

Tuto et Jucunde   VII. 本

VII-1 稀覯本の条件

　本年（1999）5月21日，22日の両日，弘前大学医学部コミュニケーションセンターで，稀覯本の展示会が開かれた。医学部で発行している「弘前医学」創刊50周年記念事業の一環として，小生の所蔵している西洋医学関係の図書約70冊を展示したものである。医学雑誌の創刊50周年をお祝いするのであるから，医学書の古典の展示は目的にかなった企画であったと思う。たとえ外国に出かけていっても，稀覯本であるため，普段見ることの出来ない現物を目の前で見ることが出来るのであるから，それだけの価値もあったかと思う。ただ小生が来場者に無料で配布した展示会の図録だけは，少し身分不相応な位，立派に製った。数年前慶応大学は日本橋の丸善で同様の展示会を行ったが，今回の図録の方が，正直に言って数段優っていることは確かである。

　来場者は2日間で130人位であったが，とくに若い人たちには刺激になったと思う。この企画に関しては遠藤医学部長，薬理学の元村教授，工藤（一）附属図書館医学部分館長，さらには麻酔科学教室から多大の御協力を戴いた。改めてここに記して御礼申し上げる。

　さて展示会が終わってから，4～5人の方から，図録の中で用いている稀覯本という言葉は殆んど目にしたこともなく，辞書を引けば「珍しい本」ということだが，何を以って稀覯というのかという質問を戴いた。永年"古本"に親しんできた小生にとっては，何の疑念もなく用いている言葉であるが，一般の方には理解しにくい言葉である。

　そこでジェレミー・ノーマン氏の言葉を借りて説明したい。氏は世界的な書誌学者であり，今回の図録作製に際しても御協力を戴いた方である。医学史上著明な研究であるか否か，著名な本であるか否かは氏の編集する

Morton's Medical Bibliography に掲載されているかが世界の基準になっていると思う。加えてノーマン氏は医学，科学書の世界的な古書販売会社の社長，図書館館長（ノーマンギャラリー），そして世界的なノーマン出版社の社長でもある。例えばアンドレアス・ヴェザリウスが1543年に出版した例の "Fabrica" の英訳本を氏は昨年から出版しているが，学界から非常に高く評価されている。以上のことを記すだけで氏の医学，医学史，そして医学書全般にわたる広範な知識を有していることが御理解戴けると思う。このノーマン氏は稀覯本の条件として次の6つを示しているので以下簡単に解説しておく。

　第1は発行部数が少ないことである。英語では scarcity である。発行部数が多ければ，いかにそれが貴重な本であっても稀覯本とはなり得ない。それでは発行部数が何部からか，となると事は簡単でない。氏は25000部以上発行されたものは先ず何年経っても稀覯本とはなり得ないという。逆に発行部数が少なければ，それは即稀覯本になるかというとそうではない。例えばクリントン大統領一家が，各自の書いた詩を集めて詩集を30部作ったとする。たしかに部数は少ないので上述した条件を満たしているように思われるが，この詩集に関心を有するのは極少数の人たちだけに限定されるので稀覯本とはなり得ないという。

　第2は内容が重要なことである。substantive importance ということである。科学上の大発見や画期的な進歩が，それによって齎された書籍である。例をあげれば心臓のポンプ作用を明確に示したウィリアム・ハーヴェイの「血液循環の原理」はその典型である。1628年にドイツのフィッツアー書房から上梓されたこの本の初版本は世界で72部ほどしか所在が知られておらず，稀覯本中の稀覯本である。チャールズ・ダーウィンの「種の起源」も進化というコンセプトを最初に世界に齎した本であり，初版は1250部しかなく，やはり稀覯本である。

　第3は装幀である。physical characteristics という。装幀とは表紙，見返し，扉，カバーの図案，材質，製本技術，活字，紙質など，本の内容以外のすべてを含むのであるが，この装幀が秀れていることも稀覯本の条件の一つである。有名な画家が書中の挿画を描いたというのもこの中に含まれる。最近，出版社はただひたすら売れる本だけを作ることを心懸けているから，手にとって「これが本だ」という本は少なくなったし，そのように思う人も殆んどいない。時代の変化だから仕方ないと思うが，しかしい

かに時が経っても「良い」ものは良いのである。

　Vesaliusの"Fabrica"は1934年にリプリント版が上梓され，俗にブレーマー版と称されるが，その装幀はカナダの有名な装幀家Michael Wiloxの手になるという．私はガラス越しにしか見たことはないが，見事な本であることは間違いない．

　第4は出版地，出版社が珍しいことである．Imprintという．例えば米国の南北戦争当時，南軍によって印刷された小刷子などは珍しいことになる．

　第5は著者の署名入りとか著名人の所蔵本であったとか，著名人の書き込みがあるとかで，英語ではassociationという．ノーマン氏によれば，例えば英国の詩人で1948年ノーベル文学賞を受賞したT. S.エリオットの詩集の第25版というのは5ドル以下で，いつでも入手出来る．しかし同じこの25版の5ドル位の本でも，もしエリオットのサインが入っていたら値段は100倍の500ドルは下らないという．

　第6は本の状態である．conditionのことである．いかに発行部数が少なく，内容がすばらしいものであっても，水に浸かったとか，虫食いがひどいとかでは稀覯本に価しないことになる．頁の中の汚れがひどい場合もだめである．日本の本で言えばカバー，箱付き，初版の極美本となるであろう．

　以上6条件を書き記してきたが，このような条件は，何も医学書だけに限定されるものではなく，他の分野，例えば歴史学の史料，考古学の遺品などでも通用することであろうと思う．

　このことは，大切なものを大切にする，重要なことは重要なこととして認めるということにも通じるのである．論理は飛躍して申し訳ないが，今世の中が乱れているのは，この当たり前のことを無視する人，つまりものの価値が分からない人が余りにも多いからではないかと考えている．

（平成11年8月6日　東京にて）

VII 2 ロンドン古本市

　英国王立麻酔科医会（Royal College of Anaesthetists）の式典に出席するため，3月14日ロンドンのRussel Squareの事務局を訪れた。昨年10月にもこの事務所を訪れていたので，旅行業者に同じRussel Squareの"ホテル"を予約して欲しいと依頼した。業者の方は私の希望するホテルとは違ったRussel SquareのHotel Russelを予約した。この些細なトラブルは，私が昨年10月に宿泊したHotel Imperialを予約して欲しいと明確に伝えなかったためで，私の方に落度がある。両ホテルは100 mも離れていないので，予約を変更せずそのままHotel Russelに宿泊することにした。
　さて午後6時頃Hotel Russelに到着したが，玄関に入った途端私の目に飛び込んできたのはグランドフロアの大ホールで開かれていた古書市であった。早速係りの方に尋ねると毎月1回開催されているロンドンで最も規模の大きい古書市であるという。
　早々にチェックインを済ませ，家内を室に残して，古書市の開かれているグランドフロアに降りた。大きなホール2つに94の古書店が出品していた。改めてこの市について詳しく尋ねた所，ロンドンとイングランド南部の古書店が一同に会する市であり，定期的に開催されている中では最大であるという。
　さて会場を一廻りした所，科学関係の本は少なく，人文関係の本が主であることが判った。英国の誇る文人Chaucer(1343？〜1400)，Shakespear(1564〜1616)から始まってShelly（1792〜1822），Byron（1788〜1824），Keats（1795〜1821），Browing（1812〜1889），Elliot（1888〜1965）らの全集，詩集などがずらりと並んでいる。本で読んだことのある有名な書冊を直接手に取って見ることが出来た。この感じは仲々他人には分かっても

らえないと思う。

　私は文芸書を収集していないので，文芸書は手に取るだけにしたが，このように多くの店が出品している会場では必ず見落としがあるので，必ず最低2回見ることにしている。2周目の20軒目の Martin & Co という店で一冊の古本が目に飛び込んできた。背の上方に Bailey's Dictionary とある。私が永年探し求めていた本である。手に取ってみると，1725年発行の第3版であった。書名だけは30年前から知っていたが，手にするのは初めてである。

　実は私は言葉の歴史，つまり語史に関心があり，この4月の第47回日本麻酔科学会においても「麻酔科学用語を検討する」というシンポジュームで基調講演をすることになっている。これに関連して英語の「Anaesthesia」の語源についても正確に知っておきたいと考えていた。この「Anaesthesia」という言葉を最初に採用したのが1721年にロンドンで N. Bailey によって著された「An universal Etymological English Dictionary」, 俗に Bailey's Dictionary であった。

　例えば麻酔科学の歴史について定評のある Rushman の「麻酔の歴史」には次のように記述されている。"Anaesthesia" という言葉は1721年の Bailey's English Dictionary にも披見され，感覚の喪失を意味したが，意識の消失を意味しなかった。この後 Anaesthesia という語が普及して行くが，初めの数年間はエーテリゼーション (etherization) が広く用いられた。

　さてこの Bailey's Dictionary (1725) で "Anaesthesia" の条を見ると次のようにある。

　Anaesthesia, A Defect of Sensation, as in paralytick（綴りは誤りない。近世の綴り）and blasted persons. Gr.

　語源はギリシャ語で，麻痺や障害者に見られるような感覚の欠如。

　もう少し詳しく記すとギリシャ語の感覚を意味する Esthesia に否定の接頭語 An を付けて作った語で，麻痺者 (paralytick) に見られる半身や四肢の感覚の鈍麻，ないしそれの消失した状態を表現した。1846年になってエーテル麻酔が発見された後，米国ハーバード大学の解剖学，生理学の教授であり，文人でもあった Oliver Wendell Holms (1809～1894) が，エーテル麻酔を公開実験した Thomas Green Morton (1819～1868) に1846年11月21日に書簡を送り，エーテル吸入によって生じた感覚の欠如，意識の欠如を Anaesthesia と表現すべきと主張した。これが広く受け容れられ，

今日に至っているのである。

　現在 evidence-based medicine という言葉が流行している。診断にせよ，治療にせよ，科学的に正しい証拠に基づかなければならないという。このことは何も目新しいことではなく，本来真理を追究するための最低の必須条件である。私が医学史の研究を行う上で，何年をかけても確実な史料を求めるのもこのためである。そして自分の目で確かめ，可能ならばその史料を入手することにしているのも，このためである。もちろんすべての史料を入手することは不可能であり，複写やマイクロフィルムで代用することもある。この原史料を求める過程で実に様々な，より新しい，そしてより周辺の知識を吸収することが出来るのである。

　友人の多くはどうして私が永年探し求めている史料を次々に見い出すのか不思議だと言う。それは熱心に忍耐強く探求する心懸けだと私は思う。それに加えて私は神様か仏様の配慮があるのではないかと考えている。今回も Hotel Russel で古書市が開かれることも知らなかったし，このホテルに宿泊することになったのも偶然で，会場にあった約4万冊の本の中から Bailey's Dictionary を見い出したのも全く偶然と言っても良いと思うからである。

　　　　　　　　　　　　（3月14日　ロンドンの Hotel Russel にて）

VII-3 本 ナースに読んでほしいこの一冊

『花に逢う 歳月のうた』
上田三四二著，平凡社，定価（本体1,751円＋税）

　私は1966年にインターンを終えたので，医師になってから三十数年経つ。この間，多くの看護婦さんと仕事をしてきた。その数は500名を下らないと思う。どの看護婦さんも目の前の苦しみに呻吟する病者のため，献身的に働いていたし，働いている。それは口で言うのはたやすいが，実際行うとなれば大変厳しい仕事である。

　しかし，同じ看護婦さんと長い期間働いていると，少しずつではあるが，その人のものの考え方，価値観，経済観などがわかってくる。ただ時間が経てば良いという考えで仕事をしている人，日常の業務をやっとの思いで，しかし一生懸命にこなしている人，人並みに仕事はこなしてはいるが，単に時の流れに埋没している人，仕事を人並み以上に余裕をもってこなし，しかも人生をも楽しんでいる人などさまざまである。

　仕事を人並み以上にこなすといっても，単に量的な面ばかりを言うのではない。質的な面もたいへん大切である。Quality of Life—これを私は「生存質」と訳している—もその重要性が盛んに議論されている。このようなことを考えると，病者との接触の多い看護婦さんに求められるのは，人間として，医療者として，そして看護婦としての他人を見つめる温かい心，温かいまなざしであろう。言を換え表現すると，温かい感性が大切である。

　本書の著者の上田三四二（うえだみよじ）は京都大学医学部卒の医師で，歌人，文芸評論家である。読売文学賞など数々の賞を受賞している。結腸癌，前立腺癌など大病に罹患し，再発という恐れと闘いながらも執筆活動を続けた。とこ

ろが，私の 50 歳の誕生日である昭和 64 年 1 月 8 日に癌の再発で逝去した。
　上田には医師として，癌患者としての体験を記した『死に臨む態度』，『惜身命』などの多数の著書があり，こちらも読んで欲しいが，しかし四季折々に人の心をなごませる花を通して，人生の大切さ，四季の大切さ，時の大切さを訴える本書を，私は看護婦さんたちへ推薦したいと思う。
　医師も含めた医療関係者すべてに通じていることであるが，特に最近，看護婦さんたちに欠けているのは人間としての感性であると思う。感性を育て，感性を磨くためにも本書の熟読を薦めたい。

和文索引

あ
アスクレピアデス 57
東良平 102
阿片 98, 120
阿羅耶識 42
アリストテレス 39
有吉佐和子 81
安西安周 15

い
息 35
一専多能 135
伊東八郎左衛門朝高 181
いのち 35
インド大麻 14

う
上田三四二 190

え
エーテル吸入法試説 13
英国王立麻酔科医会 187
江崎玲於奈 4
エラシトラートス 39
エルピンダル洞窟 38

お
応機接物 55
応病与薬 55
緒方洪庵 13
小川鼎三 14
小針屋佐七 33

か
解体新書 154
改良 157
科学性 59
かける 15
華佗 14, 140
ガレノス 39
感性 191
鑑智僧璨 42, 136

き
稀覯本 184
北川乙次郎 102
教育 151
胸腺リンパ体質 105
巨人の肩 23, 56
虚報 175
ギリシャの哲人 22

く
空月集 54

け
継承 158
芥子園屏風 120
血液循環の原理 185

こ
巧遅 154
五常 164

さ
サイエンス 22

斎藤眞　102
催眠術　15, 25
サクラッド　66
佐藤一斎　55

し

ジェンナーの牛痘種痘法　33
識　35
師資の情　153
しびれる　14
社会性　59
寿　35
獣性　151
種の起源　185
情報発信　157
信　59, 169, 170
信心銘　42
"死んだ"知識　150
人命救助協会　37
シンメルブッシュ　16

す

杉田玄白　154
杉田成卿　13, 25
杉村七太郎　128
ステファヌス　48, 88

せ

青洲　139
西説内科撰要　6
生命　35
関場不二彦　15
世親　42
拙速　154
専門馬鹿　135

そ

創造　157
蘇生　35

た

ターヘル・アナトミア　154
太平記　6
大麻　14
タコツボ化　7

ち

チェスターフィールド・ロイヤル・ホスピタル　101

つ

津軽　98
津軽一粒金丹　100, 120

て

テクネ　94
テトラハイドロカンナビノール　14
天竺　100

と

トロパコカイン　103

な

永江大助　5
中川五郎治　33
煖　35
南蛮船　100, 121

に

日本の学界　133
日本麻酔科学会　2, 70
日本麻酔学会　70
乳巖姓名録　140
乳巖治験録　140
ニュートン　23
人間性　59, 151

ぬ

ヌペルカイン　104

の
ノーマン J　184

は
ハイゼンベルク　23
ハインリッヒの法則　115,116
ハガード H　66
橋田邦彦　23,54
八甲田雪中行軍　122
華岡青洲　80
華岡青洲の妻　81

ひ
必修5科目　3,86
非日常性　180
ヒポクラテス　39

ふ
"古い"知識　150

へ
碧潭集　54
ペルカミン S　103,104
ヘロフィーロス　39

ほ
保存　158
菩提達摩　136

ま
麻　14
前野良沢　154
麻酔　12
麻酔科　12
麻酔科医　8
麻酔科学　12

麻酔科の名称　6
麻酔の日　80
マッキンタイヤー JWR　33
末那識　42
麻沸散　139,140

み
宮崎市定　4
三輪徳寛　125,127

む
無着　42
武藤完雄　9

め
明聴度　159

も
孟子　152
ものの見かた　3
ものの観方　21
模倣　157
モルヒネ　100

や
柳田邦男　49
山口少佐　122
山本七平　164

ゆ
唯識派　42

れ
レオナルド・ダ・ヴィンチ　39

ろ
ロング C　80

欧文索引

A

American Discovery 28
American Society of Anesthesiologists 29
American Society of Anesthetists 29
animality 151
Asanga 42

B

Bailey's Dictionary 188
Bean RB 110
Bean WB 110
Bichat MFX 84
Bier A 102

C

Chirurgia Magna 130
Clover JT 26
Crick 94
Crile GW 37
Cushing H 177

D

De motu cordis 40
Descartes R 41

E

Ecclus JC 41
Elam 37
epidural puncturist 19
Erdmann W 172
Evans P 125

E

Evidence-based Medicine 148

F

Fothergill 36
Fuller T 128

G

Gillespie 51
Griffith HR 25

H

Haggard 60
Hall 37
Halle J 130
Halsted WS 177
Harvey W 84
hasheesh 15
hashish 15
Hewitt FW 8, 26, 64
Hooke R 36
humanity 151
Hypnose 15

I

intubationist 19

J

Japanese Anaesthesia Journals' Review 33
Jenner E 125
Johnes Hopkins 大学 113
Journal of Anesthesia 74
Jude 37

K
Kouwenhoven 37

L
Lanfranc 130
Lundy J 5

M
Matsuki's Seven Rules 97, 149
methesthesiology 7
Morgagni GB 84

N
Newton I 36
Nielsen 37
nurse anaesthetist 27

O
Osler W 24, 110, 177

P
Penfield W 41
perspective 23
plateau wave 107
population pharmacokinetics 48
population pharmacology 48, 95
population study 24
prospective 23

R
retrospective 23
Ruben 37

S
Saklad M 4, 21
Schlesinger 13
Sharprey-Schafer 37
Sherrington CS 41
Silvester 37
Simpsom JY 125
Smith G 28
Snow J 26, 125
sonolity 159
supine hypotensive syndrome 105
Sykes WS 3, 56, 88

T
Techne 50
The Royal College of Anaesthetists 78, 187
Tuffier T 102

V
Vasuvandhu 42
Vesalius A 36, 84
Virchow RLK 84

W
Watson J 85, 94

麻酔科の本質

初出一覧

I．麻酔科学
　1．20世紀の日本の麻酔科学と将来への展望
　　　……………………麻酔 48（増刊）：S 7-S 12, 1999（平成 11）
　　　第 46 回日本麻酔学会特別講演
　2．「麻酔」と「麻酔科」と「麻酔科学」―なぜ「麻酔科」が広く社会に認められないのか―
　　　………………………………麻酔 49：195-200, 2000（平成 12）
　3．麻酔の 20 世紀…日本臨床麻酔学会誌 20：76-82, 2000（平成 12）
　4．蘇生法の過去と未来
　　　………………第 20 回日本蘇生学会招請講演　2001（平成 13）
　5．サイエンスとアートの狭間で
　　　………2000 年（平成 12）2 月 5 日　神戸大学医学部麻酔科学教室
　　　同門会特別講演
　6．だれが麻酔を行うのか―Sir Frederic Hewitt の生涯―

II．学　会
　1．日本麻酔科学会のあり方に対する私見―分科会的学会，研究会との会期内開催について―
　　　………………………………麻酔 50：676-677, 2001（平成 13）
　2．"Journal of Anesthesia" に関する一私見
　　　………………………………麻酔 51：318-320, 2002（平成 14）
　3．50 年の差 ……青森県医師会報（450）：442-443, 2000（平成 12）
　4．"麻酔の日"の制定を
　　　………日本麻酔科学会ニュースレター 8（3）：17, 2000（平成 12）

III．医　療
　1．良い医療のために―麻酔・手術・輸血―
　　　………Jap J Transfusion Medicine 44：718-722, 1998（平成 10）
　2．衆の医療から個の医療へ

　　　　　………………Anesthesiology（日本語版）1（2）：3，2000（平成 12）
　　3．痛みとその治療—その歩みと最近の知見—
　　　　　…………リハビリテーション医学 36：457-459，1999（平成 11）
　　4．日本における脊椎麻酔死
　　　　　………………………ペインクリニック 21：59-65，2000（平成 12）
　　5．Sir William Osler の"And Hospital"—大学病院のあるべき姿—
　　　　　………………………………………青森県医師会報　投稿中
　　6．逆ハインリッヒの法則
　　　　　………………弘前市医師会報（279）：51，2001（平成 13）
　　7．しらみつぶし—医療事故の根絶のため—
　　　　　…………青森県医師会報（465）：700-701，2001（平成 13）

IV．真　実
　　1．ミッシングリンク …弘前市医師会報（271）：73，2000（平成 12）
　　2．真実は一つか？……弘前市医師会報（278）：48，2001（平成 13）
　　3．現場に足を運び，現物を観る
　　　　　………………弘前市医師会報（268）：64，1999（平成 11）
　　4．「獅膽鷹目行以女手」のルーツ
　　　　　………………日本医事新報（3934）：55-57，1999（平成 11）
　　5．専門家と学界—なぜ捏造を見抜けないのか—
　　　　　……………………………………青森県医師会報　投稿中
　　6．随照失宗—照に随えば宗を失す—
　　　　　………………弘前市医師会報（59-60）2002（平成 14）
　　7．医史学研究の先取権を巡って
　　　　　………………科学医学資料研究 231：6-11，1994（平成 5）

V．教　育
　　1．Evidence-based Medicine は新しい医学か？
　　　　　………………弘前市医師会報（267）：66-67，1999（平成 11）
　　2．教育と獣性 …青森県医師会報（464）：642-643，2001（平成 13）
　　3．玄白の「拙速」と良沢の「巧遅」
　　　　　…………青森県医師会報（452）：499-500，2000（平成 12）
　　4．情報発信のための 5 つの要素

……………………………弘前市医師会報（272）：69，2000（平成12）
　5．「アー」，「アノー」，そして「エー」
……………………………弘前市医師会報（273）：62-63，2000（平成12）

Ⅵ．人　生
　1．戦後日本人の失ったもの
……………………………青森県医師会報（445）：85-86，2000（平成12）
　2．日本人の失った礼儀
……………………………弘前市医師会報（276）：50，2001（平成13）
　3．「信」の大切さ
……………………青森県医師会報（462）：529-530，2001（平成13）
　4．Willhelm Erdmann教授の生き方
……………………青森県医師会報（455）：798-799，2000（平成12）
　5．虚需　…………青森県医師会報（441）：592-593，1999（平成11）
　6．一期一会―Harvey Cushingの4つの業績のこと―
……………………青森県医師会報（447）：249-250，2000（平成12）
　7．非日常性を求めて
……………………………弘前市医師会報（275）：91-92，2001（平成13）

Ⅶ．本
　1．稀覯本の条件　…弘前市医師会報（269）：73-74，2000（平成12）
　2．ロンドン古本市
……………………………弘前市医師会報（274）：61-62，2000（平成12）
　3．ナースに読んでほしいこの一冊
……………………………Opeナーシング15（9）：61，2000（平成12）

著者略歴

- 1970年　弘前大学大学院卒業
- 1972年　ミシガン大学医学部麻酔科留学
- 1974年　弘前大学助教授（医学部麻酔科学教室）
- 1985年　第86回日本医史学会会長
- 1989年　弘前大学教授（医学部麻酔科学教室）
- 1992年　第34回日本オリエント学会会長
- 1998年　第99回日本医史学会会長
- 2000年　Fellow of Royal College of Anaesthetists

著書

麻酔科学関係：「周術期におけるBISモニターの臨床応用」、「全静脈麻酔の臨床」、「完全静脈麻酔の臨床」、「手術直後の患者管理」、「臨床麻酔科学」、「麻酔科学のパイオニアたち—麻酔科学史研究序説—」、「内分泌外科の麻酔と術前・術後管理」、「医学の周辺」、「麻酔科の周辺」、「続麻酔科の周辺」、「麻酔科の側面」、「学と術の周辺」、「学と術の側面」、「Endocrine response to anesthesia and intensive care」、「English Writing for Anaesthesiologists and Other Physicians.」、「Tracheal intubation」、「日本麻酔科学史資料（1〜18）」など40数冊

医学史関係：「津軽の歴史（正，続）」、「津軽の文化誌（正，続）」、「津軽医事文化史料集成（正，続）」、「北海道の医史」、「北海道医事文化史料集成（上，下，続）」、「渋江抽斎の研究」、「直舎伝記抄」、「森鷗外『渋江抽斎』基礎資料」、「医学史雑考」、「医学史の散策」、「横切った流星」、「西欧医学の系譜」、「現代西洋医学の系譜」、「Sir William Osler 讃歌」、「八甲田雪中行軍の医学的研究」など40数冊

麻酔科の本質　　　〈検印省略〉

2002年10月17日　第1版発行

定価（本体3,200円＋税）

著者　松　木　明　知
　　　MATSUKI　AKITOMO

発行者　今　井　　良

発行所　克誠堂出版株式会社
〒113-0033　東京都文京区本郷3-23-5-202
電話（03）3811-0995　振替0018-0-196804番

ISBN 4-7719-0253-4　C 3047　￥3200 E　　印刷　三報社印刷株式会社
Printed in Japan © Akitomo Matsuki, 2002

・本書の複製権、翻訳権、上映権、譲渡権、公衆送信権（送信可能化権を含む）は克誠堂出版株式会社が保有します。
・JCLS〈㈳日本著作出版権管理システム委託出版物〉
本書の無断複写は著作権法上での例外を除き禁じられています。複写される場合は、そのつど事前に㈳日本著作出版権管理システム（電話03-3817-5670，FAX 03-3815-8199）の許諾を得てください。

内分泌外科の麻酔と術前・術後管理
　　尾山　力　松木明知　編
　　　　　　　　　　　　　　　　　　　　1986 年発行
　　　　　　　　　　　　　　　　　　　　B 5 判　298 頁
　　　　　　　　　　　　　　　　　　　　本体 8,500 円＋税

完全静脈麻酔の臨床
―DFK による 5,000 例の臨床から―
　　松木明知　石原弘規　坂井哲博　編
　　　　　　　　　　　　　　　　　　　　1995 年発行
　　　　　　　　　　　　　　　　　　　　B 5 判　174 頁
　　　　　　　　　　　　　　　　　　　　本体 6,000 円＋税

全静脈麻酔の臨床
―プロポフォールを中心とする―
　　松木明知　石原弘規　編
　　　　　　　　　　　　　　　　　　　　1997 年発行
　　　　　　　　　　　　　　　　　　　　B 5 判　224 頁
　　　　　　　　　　　　　　　　　　　　本体 6,000 円＋税

褐色細胞腫の麻酔―改訂第 2 版―
　　松木明知　石原弘規　廣田和美　編
　　　　　　　　　　　　　　　　　　　　1999 年発行
　　　　　　　　　　　　　　　　　　　　B 5 判　164 頁
　　　　　　　　　　　　　　　　　　　　本体 6,000 円＋税

手術直後の患者管理―改訂第 2 版―
　　松木明知　石原弘規　編
　　　　　　　　　　　　　　　　　　　　2000 年発行
　　　　　　　　　　　　　　　　　　　　B 5 判　322 頁
　　　　　　　　　　　　　　　　　　　　本体 9,000 円＋税

日本における脊椎麻酔死　改訂第 2 版
―安全な脊椎麻酔と事故の予防のために―
　　松木明知　著
　　　　　　　　　　　　　　　　　　　　2001 年発行
　　　　　　　　　　　　　　　　　　　　A 5 判　204 頁
　　　　　　　　　　　　　　　　　　　　本体 3,000 円＋税

周術期における BIS モニターの臨床応用
―改訂第 2 版―
　　松木明知　石原弘規　坂井哲博　編
　　　　　　　　　　　　　　　　　　　　2002 年発行
　　　　　　　　　　　　　　　　　　　　B 5 判　172 頁
　　　　　　　　　　　　　　　　　　　　本体 5,200 円＋税

麻酔科学のパイオニアたち
―麻酔科学史研究序説―
　　松木明知　著
　　　　　　　　　　　　　　　　　　　　1983 年発行
　　　　　　　　　　　　　　　　　　　　A 5 判　314 頁
　　　　　　　　　　　　　　　　　　　　本体 5,000 円＋税

麻酔の歴史　改訂第2版　　　　　　　　　　1998年発行
　―150年の軌跡―　　　　　　　　　　　　　Ａ５判　256頁
　　松木明知　監訳　　　　　　　　　　　　本体4,800円＋税

麻酔科の周辺（品切）　　　　　　　　　　　1987年発行
　　松木明知　著　　　　　　　　　　　　　Ａ５判　212頁
　　　　　　　　　　　　　　　　　　　　　本体3,500円＋税

続麻酔科の周辺　　　　　　　　　　　　　　1989年発行
　　松木明知　著　　　　　　　　　　　　　Ａ５判　220頁
　　　　　　　　　　　　　　　　　　　　　本体3,500円＋税

麻酔科の側面　　　　　　　　　　　　　　　1993年発行
　　松木明知　著　　　　　　　　　　　　　Ａ５判　226頁
　　　　　　　　　　　　　　　　　　　　　本体3,800円＋税

学と術の周辺　　　　　　　　　　　　　　　1996年発行
　　松木明知　著　　　　　　　　　　　　　Ａ５判　204頁
　　　　　　　　　　　　　　　　　　　　　本体2,200円＋税

学と術の側面　　　　　　　　　　　　　　　1999年発行
　　松木明知　著　　　　　　　　　　　　　Ａ５判　224頁
　　　　　　　　　　　　　　　　　　　　　本体3,200円＋税

麻酔科の本質　　　　　　　　　　　　　　　2002年発行
　　松木明知　著　　　　　　　　　　　　　Ａ５判　216頁
　　　　　　　　　　　　　　　　　　　　　本体3,200円＋税

日本麻酔科学史資料Ⅰ　　　　　　　　　　　1987年発行
　―戦後史―　　　　　　　　　　　　　　　Ａ５判　200頁
　　藤田俊夫　松木明知　編　　　　　　　　本体3,500円＋税

日本麻酔科学史資料 2
―亞的耳吸法試説―
　松木明知　編

1988 年発行
Ａ5 判　216 頁
本体 3,000 円＋税

日本麻酔科学史資料 3
―Dr. Saklad と日本の麻酔科学―
　藤田俊夫　松木明知　編

1989 年発行
Ａ5 判　210 頁
本体 3,500 円＋税

日本麻酔科学史資料 4
―日本における脊椎麻酔・硬膜外麻酔の歴史―
　松木明知　編

1990 年発行
Ａ5 判　264 頁
本体 3,500 円＋税

日本麻酔科学史資料 5
―Sir Robert Macintosh と日本麻酔科学ほか―
　松木明知　藤田俊夫　編

1991 年発行
Ａ5 判　136 頁
本体 3,000 円＋税

日本麻酔科学史資料 6
―日本麻酔科学文献集(1)―
　1873 年（明治 6 年）～1930 年（昭和 5 年）
　松木明知　編

1992 年発行
Ａ5 判　226 頁
本体 3,000 円＋税

日本麻酔科学史資料 7
―日本麻酔科学文献集(2)―
　1931 年（昭和 6 年）～1945 年（昭和 20 年）
　松木明知　編

1993 年発行
Ａ5 判　268 頁
本体 3,000 円＋税

日本麻酔科学史資料 8
―日本麻酔科学文献集(3)―
　脊椎麻酔，脊椎麻酔の合併症，硬膜外麻酔，
　硬膜外麻酔の合併症
　1946 年（昭和 21 年）～1975 年（昭和 50 年）
　松木明知　編

1995 年発行
Ａ5 判　230 頁
本体 3,000 円＋税

日本麻酔科学史資料 9
―日本麻酔科学文献集(4)―
　麻酔の事故及び合併症，胸部外科の麻酔，悪性高熱
　1946 年（昭和 21 年）～1976 年（昭和 51 年）
　松木明知　編

1996 年発行
Ａ5 判　232 頁
本体 3,000 円＋税

日本麻酔科学史資料 10
―日本麻酔科学文献集(5)―
　産婦人科，帝王切開
　1946 年（昭和 21 年）～1976 年（昭和 51 年）
　松木明知　編

1997 年発行
Ａ5 判　278 頁
本体 3,000 円＋税

日本麻酔科学史資料 11
―日本麻酔科学文献集(6)―
　小児麻酔，老年麻酔
　1948 年（昭和 23 年）～1976 年（昭和 51 年）
　松木明知　編

1998 年発行
Ａ5 判　202 頁
本体 3,000 円＋税

日本麻酔科学史資料 12
―日本麻酔科学文献集(7)―
　低体温麻酔，人工冬眠
　1953 年（昭和 28 年）～1976 年（昭和 51 年）
　松木明知　編

1999 年発行
Ａ5 判　224 頁
本体 3,000 円＋税

日本麻酔科学史資料 13
―日本麻酔科学文献集(8)―
　静脈麻酔，ショック
　1947年（昭和22年）～1976年（昭和51年）
　松木明知　編

2000年発行
A5判　262頁
本体3,000円+税

日本麻酔科学史資料 14
―日本麻酔科学文献集(9)―
　疼痛，ペインクリニック，ブロック，針治療
　麻酔器，麻酔関連器具　人工呼吸器，人工呼吸
　1951年（昭和26年）～1977年（昭和52年）
　松木明知　編

2000年発行
A5判　280頁
本体3,000円+税

日本麻酔科学史資料 15
―日本麻酔科学文献集(10)―
　気管内麻酔，吸入麻酔一般，エーテル，クロロフォルム，
　笑気，サイクロプロペイン，ハロセン，メトキシフルレン，
　エンフルレン，トリクロールエチレン，その他
　1949年（昭和24年）～1976年（昭和51年）
　松木明知　編

2000年発行
A5判　288頁
本体3,000円+税

日本麻酔科学史資料 16
―日本麻酔科学文献集(11)―
　麻酔前投薬，術後管理・疼痛，
　麻酔と内分泌・内分泌外科，各科麻酔：(1)脳外科，
　(2)眼科，(3)耳鼻咽喉科，(4)整形外科，(5)泌尿器科，
　(6)皮膚科・形成外科
　1947年（昭和22年）～1976年（昭和51年）
　松木明知　編

2001年発行
A5判　304頁
本体3,000円+税

日本麻酔科学史資料 17　　　　　　　　　　　　　2001 年発行
　―日本麻酔科学文献集(12)―　　　　　　　　　　Ａ 5 判　343 頁
　　筋弛緩薬一般，筋弛緩薬各論，電気麻酔，　　　本体 3,000 円＋税
　　大学病院などの臨床統計，展望，歴史，教育，印象記
　　1947 年（昭和 22 年）～1977 年（昭和 52 年）
　　松木明知　編

日本麻酔科学史資料 18　　　　　　　　　　　　　2002 年発行
　―日本麻酔科学文献集(13)―　　　　　　　　　　Ａ 5 判　236 頁
　　中枢神経系，呼吸系，循環系，代謝系　　　　　本体 3,000 円＋税
　　腎機能，酸-塩基平衡，体液量・電解質
　　1943 年（昭和 18 年）～1976 年（昭和 51 年）
　　松木明知　編